Dr. Shalvika Khavnekar
Dr. Vivek Choukse
Dr. Anuja Kunturkar

CAD CAM em Prótese Removível

Dr. Shalvika Khavnekar
Dr. Vivek Choukse
Dr. Anuja Kunturkar

CAD CAM em Prótese Removível

Uma era de mudança na odontologia digital

ScienciaScripts

Imprint

Cover image: www.ingimage.com

This book is a translation from the original published under ISBN 978-620-8-01276-2.

Publisher:
Sciencia Scripts
is a trademark of
Dodo Books Indian Ocean Ltd. and OmniScriptum S.R.L publishing group

120 High Road, East Finchley, London, N2 9ED, United Kingdom
Str. Armeneasca 28/1, office 1, Chisinau MD-2012, Republic of Moldova, Europe
Printed at: see last page
ISBN: 978-620-8-15718-0

Índice

INTRODUÇÃO

A prostodontia é definida como a especialidade dentária que se dedica ao diagnóstico, planeamento do tratamento, reabilitação e manutenção da função oral, conforto, aparência e saúde de pacientes com condições clínicas associadas a dentes e/ou tecidos maxilofaciais ausentes ou deficientes, utilizando um substituto biocompatível, que é mais frequentemente uma prótese. Para que a prótese cumpra a sua função, deve ser durável, estética, exacta e confortável. Estes requisitos devem ser cumpridos por qualquer método de fabrico de próteses.[1]

O edentulismo tem sido um grave problema de saúde pública nos países industrializados devido ao envelhecimento da população e nos países em desenvolvimento devido a cuidados orais deficientes.[2] Estima-se que 26% dos idosos nos EUA têm edentulismo, e a população edêntula de idosos é de 15% a 78% na Europa, 24% na Indonésia, 11% na China, 23% no Brasil e 15% na Índia.[3] A qualidade de vida e a ingestão de alimentos são afectadas nos doentes edêntulos devido ao edentulismo.[4] As próteses completas são uma das principais opções para os pacientes edêntulos.[5,6] Apesar de uma diminuição prevista nas taxas de edentulismo específicas da idade, a procura de próteses completas irá aumentar continuamente nas próximas décadas.[5-8]

O processo de fabrico de próteses completas consiste em moldes preliminares, construção de uma moldeira personalizada, moldes definitivos, construção de aros de oclusão, criação de registos de relação dos maxilares, disposição dos dentes protéticos, prova, moldagem, embalagem de resina e entrega da prótese. Este processo com tantos passos está associado a alguns problemas. Os métodos de fabrico de próteses não progrediram substancialmente durante os 70 anos desde que o polimetilmetacrilato foi introduzido em 1936[9] . Mais importante ainda, este processo é complexo e difícil para os dentistas. Consequentemente, requer protésicos e técnicos dentários experientes. Além disso, requer muitas visitas do doente e uma grande quantidade de trabalho laboratorial. Os doentes idosos, em particular, podem considerar angustiante a necessidade de muitas visitas ao hospital. Para além disso, as resinas acrílicas não cumprem todos os requisitos para materiais de base de prótese hipoteticamente ideais.[10]

Os dentes da prótese movem-se durante o processamento, sendo que as próteses maxilares distorcem mais do que as mandibulares. O movimento dos dentes ocorre tanto durante as fases de frasco como de processamento da técnica de fabrico de próteses de embalar e prensar.[11,12]

O método convencional para o fabrico de próteses completas (CDs) envolve um processo complicado no qual se combinam as etapas clínicas e laboratoriais.[13] Por conseguinte, a qualidade da prótese pode ser influenciada pela experiência do dentista e do técnico de prótese dentária.[14,15] A realização de uma moldagem em edêntulos é mais difícil do que a de uma moldagem em dentados, porque o objeto é um tecido mole e a moldagem tem de incluir a sede basal dentro dos limites da função dos tecidos de suporte e limitadores.

Na maioria das escolas de medicina dentária, os métodos de moldagem convencionais para o fabrico de CDs utilizam moldagens primárias e secundárias convencionais.[3,16] Ao efetuar uma impressão definitiva, os limites de uma moldeira personalizada são determinados através da realização de um molde dos limites com um composto de modelagem de plástico. Subsequentemente, é efectuada uma impressão de lavagem com material de impressão de silicone. Neste método, a utilização de uma técnica de moldagem dos bordos com um composto de modelagem de plástico dá ao dentista uma compreensão profunda da anatomia edêntula do doente quando procede às adições em série do selamento dos bordos.[17,18] No entanto, a literatura dentária relata que muitos médicos de clínica geral utilizam moldeiras de reserva com material de moldagem hidrocolóide irreversível para fazer moldagens definitivas do CD devido a défices no conhecimento da técnica e para reduzir o tempo e o custo associados ao procedimento.[3,16]

Após quase 80 anos de métodos e protocolos minimamente alterados para o fabrico de próteses completas (CD), os primeiros sistemas de próteses dentárias comercialmente disponíveis de desenho assistido por computador/fabricação assistida por computador (CAD/CAM) anunciaram uma nova era na prótese dentária removível. A complexidade dos procedimentos de fabrico de CDs é a principal razão pela qual a tecnologia digital só recentemente se tornou disponível para a prótese de CDs, em comparação com outras restaurações protéticas fixas.[19] A tecnologia assistida por computador é um termo amplo que implica a utilização de conhecimentos informáticos para ajudar na conceção, análise e fabrico de produtos.[20] Pode envolver o fabrico aditivo (como a prototipagem rápida) ou o fabrico subtrativo (como a maquinação por controlo numérico computorizado [CNC]). O fabrico aditivo, ou impressão tridimensional (3D), utiliza imagens de um ficheiro digital para criar um objeto através da colocação de camadas sucessivas de um material escolhido. O fabrico subtrativo utiliza imagens de um ficheiro digital para criar um objeto através de maquinação (corte/fresagem) para remover fisicamente o material e obter a geometria pretendida. Em prótese dentária, o procedimento subtrativo, desenho assistido por computador e fabrico assistido por computador (CAD/CAM), é amplamente utilizado.[21]

TÉCNICA

A CAM inclui técnicas de fabrico subtractivas e aditivas (Figura 3.1).

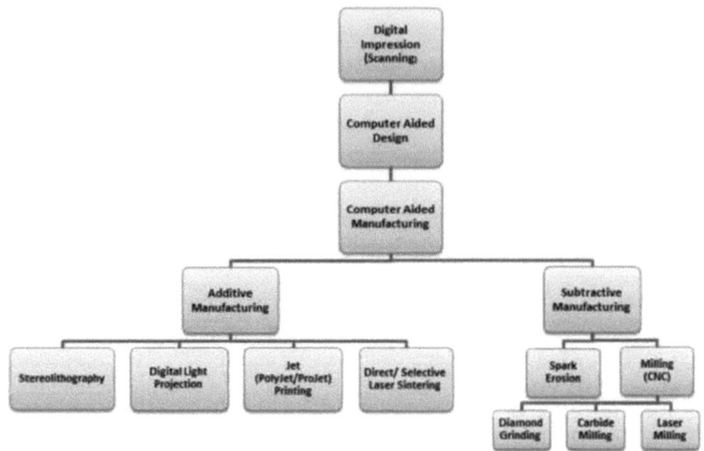

Figura 3.1: Panorâmica dos sistemas de conceção assistida por computador/fabrico assistido por computador para utilização dentária

Os primeiros sistemas CAM baseiam-se no método subtrativo que se baseava no corte da restauração a partir de um bloco pré-fabricado utilizando brocas, berbequins ou discos de diamante.

O fabrico subtrativo inclui a maquinação CNC utilizada para o fabrico de coroas, pilares, inlays e onlays. Os métodos de produção subtractiva incluem a erosão por faísca e a fresagem. A erosão por faísca pode ser definida como um processo subtrativo de metal que utiliza faíscas contínuas para corroer o material de um bloco de metal de acordo com o CAD em condições exigidas. As técnicas de fresagem são a retificação de diamante e a fresagem de carboneto, que se encontram agora juntas em dispositivos CAD/CAM de consultório e de laboratório, e a fresagem a laser, que foi anunciada no primeiro trimestre de 2015, é a mais recente tecnologia transferida da indústria transformadora para a utilização dentária.

As técnicas de fresagem dependem principalmente das propriedades do dispositivo, tais como a abordagem dimensional e as possibilidades do eixo de trabalho: 3 direcções espaciais X, Y e Z, que se referem a dispositivos de fresagem de 3 eixos, enquanto 3 direcções espaciais X, Y, Z e ponte de tensão se referem a dispositivos de fresagem de 4 eixos e, finalmente, 3 direcções espaciais X, Y, Z, ponte de tensão com fuso de fresagem são classificados como dispositivos de fresagem de 5 eixos.[28]

A técnica de fabrico subtrativo baseia-se na fresagem do produto a partir de um bloco por uma máquina CNC. O software CAM transfere automaticamente o modelo CAD para o percurso da ferramenta para a máquina CNC. Isto envolve cálculos que apontam a fresagem CNC, incluindo a sequência, as ferramentas de fresagem e a direção e magnitude do movimento da ferramenta. Devido às variações anatómicas da restauração dentária, as máquinas de fresagem combinam brocas de diferentes tamanhos. A precisão da fresagem é demonstrada como estando dentro de 10 μm.[34,35]

A primeira prótese amovível baseada em litografia 3D a laser foi fabricada por Maeda *et al?*[1] em 1994. Posteriormente, a técnica de duplicação de próteses removíveis foi melhorada utilizando CAD/CAM com um sistema de controlo numérico computorizado (CNC) e fresas de topo esférico por Kawahata *et al?*[x] em 1997. De seguida, Sun *et al?*[1] fabricaram frascos físicos individuais utilizando uma impressora 3D.

As impressões do maxilar e da mandíbula edêntulos ou das próteses existentes são objeto de digitalização a laser durante o CAD.[31,32] Além disso, a tomografia computorizada de feixe cónico é utilizada para a modificação de próteses anteriores.[29] O CNC, a litografia laser e a RP são utilizados para o processo CAM.[30-33] A AvaDent e a Dentca são os dois fabricantes comerciais disponíveis de próteses completas removíveis com CAD/CAM, utilizando um dispositivo para transferir a relação maxilomandibular (MMR) para um articulador digital e finalizando as próteses completamente com CAD/CAM. No processo utilizado pela AvaDent, as bases das próteses são fresadas através de uma técnica subtractiva a partir de resina de prótese pré-polimerizada. A técnica Dentca usa um processo aditivo, em que uma prótese de teste pode ser preparada, se o dentista o exigir, usando RP (litografia estéreo [SLA]) antes do fabrico convencional de uma prótese definitiva.[36-38]

Duas técnicas de fabrico:

1. **Método aditivo**

Os sistemas de fabrico aditivo foram recentemente introduzidos como um método de construção de restaurações dentárias e dispositivos médicos. O fabrico aditivo é definido como o processo de juntar materiais para criar objectos a partir de dados de modelos 3D, normalmente camada sobre camada.[39] Uma vez finalizado o desenho CAD, este é segmentado em imagens multislice. Por cada milímetro de material, existem 5-20 camadas, que a máquina coloca como camadas sucessivas de material líquido ou em pó que são fundidas para criar a forma final. Segue-se o refinamento da peça de trabalho para remover os materiais em excesso e os braços de suporte. À semelhança dos sistemas subtractivos, é utilizada uma forma de máquina CNC com uma cabeça de processamento que se move em dois eixos (eixos A e z) e a plataforma de amostras ou a cabeça de processamento move-se no eixo vertical (eixo y).[40,41]

Originalmente, os métodos de fabrico aditivo foram implementados para fabricar modelos e padrões de protótipos com precisão e repetibilidade fiáveis que podiam ser produzidos num curto espaço de tempo. Na prótese dentária, o fabrico aditivo pode fabricar um padrão de pré-produção (cera ou plástico) que pode ser transformado numa prótese definitiva, e pode produzir diretamente peças de trabalho definitivas em metais, resinas ou cerâmica.[39] A aplicação do fabrico aditivo na medicina dentária deve-se à sua capacidade de produzir uma variedade de formas que se adaptam a qualquer local biológico. Os sistemas aditivos utilizados em medicina dentária são a estereolitografia, a sinterização ou fusão selectiva a laser e a impressão 3D. Independentemente do método, todos partilham as seguintes caraterísticas que os distinguem do fabrico subtrativo:

(i) acumulação vertical progressiva de objectos
(ii) sem desperdício de material
(iii) grandes objectos produzidos
(iv) produção passiva (ou seja, sem aplicação de força)
(v) produção de pormenores finos.

A sinterização selectiva a laser ou a fusão selectiva a laser produz um modelo 3D através da sinterização ou fusão a laser de um pó, camada a camada, utilizando um feixe de laser [Figura 3.2 (a)]. O feixe de laser aumenta localmente a temperatura perto do ponto de fusão da partícula de metal, para evitar a fusão completa.[42,43] A plataforma está ligeiramente imersa no pó e a espessura do pó é controlada por um cilindro que rola sobre a poça de pó. Após cada nova aplicação de camada de pó, o processo de fusão a laser é repetido até que o objeto 3D esteja concluído. A oxidação do metal pode ser controlada confinando a fusão a uma câmara de gás selada. O termo sinterização selectiva a laser é utilizado para descrever o fabrico de um padrão a partir de cerâmica ou polímeros, enquanto a fusão selectiva a laser descreve o fabrico de padrões a partir de metal.

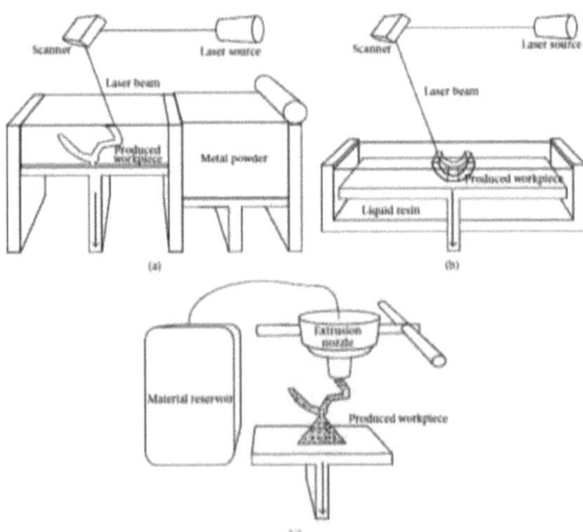

Figura 3.2: Diagramas esquemáticos dos diferentes aparelhos de fabrico aditivo. (a) Fusão selectiva por laser. (b) Estereolitografia. (c) Impressão 3D. As setas indicam a

direção do movimento da plataforma.

A fusão selectiva a laser é o único método aditivo disponível para produzir peças metálicas, tais como coroas, próteses dentárias fixas ou estruturas de próteses parciais removíveis. Além disso, esta técnica pode produzir implantes personalizados para aplicações maxilofaciais ou substituição de articulações.

A estereolitografia produz as camadas sólidas utilizando um feixe de luz ultravioleta concentrado que se desloca sobre um reservatório de polímero líquido curável (Figura 3.2(b)). À medida que a primeira camada é polimerizada, uma plataforma é baixada alguns micrómetros e a camada seguinte é curada. Este processo é repetido até que todo o objeto sólido esteja concluído. O objeto é então lavado com um solvente e colocado num forno ultravioleta para curar completamente a resina. Em medicina dentária, a litografia estéreo é utilizada por rotina para produzir objectos de resina, tais como modelos cirúrgicos para colocação de implantes orais e extra-orais e cirurgia pré-protética. Outras aplicações da litografia estereoscópica são o fabrico de padrões de próteses faciais, talas oclusais[44] , padrões de resina de queima[45] e frascos de revestimento.[46] Com a ajuda de dados de TC multislice, podem também ser reproduzidos modelos anatómicos em tamanho real de um doente para facilitar a visualização da anatomia óssea.[47] Além disso, estes modelos anatómicos podem ser utilizados para ajudar no fabrico de implantes personalizados para a reconstrução de tecidos duros.

A impressão 3D extrude material a partir de um bocal que solidifica assim que é depositado na plataforma de fabrico (Figura 3.2(c)). O padrão de camadas é obtido através do movimento horizontal do bocal e da interrupção do fluxo de material. A isto segue-se um movimento vertical para a deposição sequencial de camadas. Existe uma gama de materiais que podem ser utilizados para a impressão 3D. Estes incluem materiais termoplásticos, como ceras, resinas ou filamentos fundidos, que passam através de um bocal aquecido e solidificam imediatamente após a extrusão. Em alternativa, podem ser impressos materiais líquidos de cerâmica ou resina com um aglutinante[30] , que, após a deposição, solidificam imediatamente[48,49] . Alguns sistemas permitem também a produção multicolorida.[30] Esta abordagem é utilizada em medicina dentária para fabricar modelos dentários, padrões de próteses faciais, próteses acrílicas, frascos de revestimento e estruturas moldáveis ou cerâmicas.[30] A impressão 3D distingue-se de outros métodos de fabrico pela capacidade de imprimir vários materiais de uma só vez.[48]

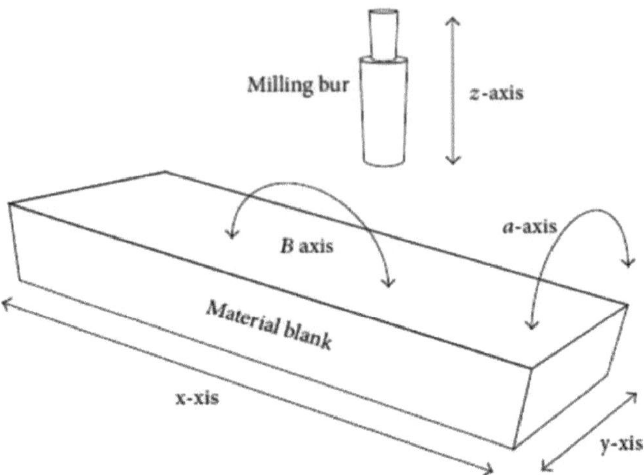

Figura 3.3: Diagrama esquemático que ilustra os diferentes eixos de fresagem. Os eixos x, *y* e z estão associados ao sistema de fresagem de 3 eixos. Para além dos eixos x, *y* e z, os 4 eixos
O sistema de fresagem de 5 eixos tem um eixo adicional (eixo *a*). O sistema de fresagem de 5 eixos envolve cinco eixos (eixos *x, y, z, a* e h).

2. método subractivo

O fabrico subtrativo baseia-se na fresagem da peça de trabalho a partir de uma peça em bruto maior por uma máquina com controlo numérico computorizado (CNC). O software CAM traduz automaticamente o modelo CAD em trajetória de ferramenta para a máquina CNC. Isto envolve o cálculo da série de comandos que ditam a fresagem CNC, incluindo a sequência, as ferramentas de fresagem e a direção e magnitude do movimento da ferramenta.[35] Devido à irregularidade das caraterísticas da restauração dentária, as máquinas de fresagem combinam brocas de diferentes tamanhos. A precisão do posicionamento da ferramenta foi registada como estando dentro de 10 µm.[35] O software CAM também incorpora passos de compensação para o diâmetro da ferramenta de corte, o que assegura que a broca de fresagem atinge a superfície pretendida sem sacrificar o segmento necessário da peça de trabalho.[35,50]

As máquinas CNC dentárias são compostas por dispositivos de fresagem multieixos para facilitar a fresagem 3D de peças dentárias (Figura 3.3). Os sistemas de fresagem de 3 eixos são os mais utilizados nos sistemas de fresagem dentária. Nestes sistemas, as brocas de fresagem movem-se em três eixos (eixos x, *y* e *z*) de acordo com valores de trajetória calculados. Por conseguinte, a fresagem de 3 eixos tem a vantagem de ter um cálculo mínimo e um tempo de fresagem cumulativo.[28] Na indústria, as máquinas de 3 eixos não podem produzir convergência, divergência e caraterísticas altamente definidas ou fresar todas as superfícies, a não ser que a amostra seja deslocada manualmente. Para a aplicação dentária, a rotação de 180° da peça em bruto é incorporada na máquina, permitindo a fresagem 3D das superfícies internas e externas, produzindo divergência e convergência das superfícies fresadas e estabelecendo uma maior definição das caraterísticas da superfície.[28,35] Para além disso, a velocidade de fresagem pode ser melhorada através da incorporação de duas brocas de fresagem em simultâneo. Como o movimento é limitado à ferramenta de fresagem, não é possível produzir próteses de grandes dimensões em máquinas de 3 eixos.

Para além dos movimentos das fresadoras de 3 eixos, as máquinas de 4 eixos permitem movimentos do blank num eixo adicional. Esta caraterística é útil para a fresagem de uma peça em bruto de grandes dimensões e para a produção de estruturas de grande envergadura. O 5º eixo das máquinas de 5 eixos é um percurso de rotação da ferramenta de fresagem ou da peça em bruto. Isto facilita a produção de geometrias muito complexas e superfícies exteriores lisas. A superfície lisa é produzida pelo movimento tangencial da broca de fresagem. Na indústria, estas máquinas são úteis para fabricar peças muito complexas (por exemplo, furos curvos). Na medicina dentária, as máquinas de 5 eixos são adequadas para produzir formas complexas, como bases de próteses acrílicas.[29] Para aplicações dentárias, a qualidade da restauração é independente do número de eixos; em vez disso, reflecte o método de processamento das peças e o percurso CAD da fresagem.[28]

Bilgin et al efectuaram um estudo com um procedimento laboratorial experimental, no qual foi utilizada uma combinação de técnicas convencionais com duas abordagens, CAD/CAM e RP, para fabricar próteses completas. Foram feitos modelos maxilares e mandibulares edêntulos utilizando moldes de silicone (B-3 NHG; Frasaco GmbH, Tettnang, Alemanha). Depois de fabricar um modelo de trabalho em gesso (Sherapremium; Shera Werkstoff Technologie GmbH, Lemforde, Alemanha) (Fig. 3.4), foram criadas bases em acrílico (Sherapress, SheraWerkstoff TechnologieGmbH) e foram fabricados aros em cera (Fig. 3.5) para cada modelo.

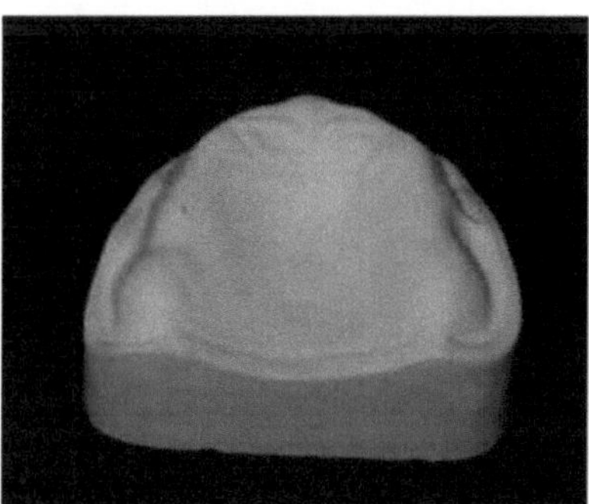

Figura 3.4 Modelo de trabalho do maxilar.

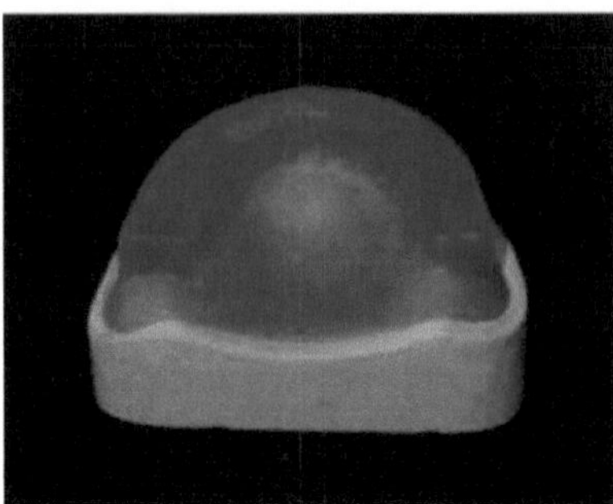

Figura 3.5 Modelo de trabalho maxilar com base acrílica e rebordo de cera.

Foi utilizado um bloco de registo de mordida com modelos maxilares e mandibulares edêntulos para montar os modelos de trabalho no articulador, de modo a obter relações verticais e cêntricas padronizadas. Com a orientação do ponto de referência anatómico do modelo de gesso (frênulo labial, cantos da arcada), as zonas da linha média e dos caninos foram marcadas nas superfícies oclusais e labiais dos aros de cera. A zona do sorriso foi ajustada de acordo com a altura dos blocos de registo de mordida do rebordo superior. Um sistema de dente artificial alinhado de um conjunto (1 SA) foi concebido e fabricado como uma peça única para a arcada maxilar e mandibular utilizando CAD/CAM e RP, respetivamente.

CAD/CAM

Os rebordos oclusais são digitalizados com um scanner digital (D810; 3 Shape, Copenhaga, Dinamarca) para obter imagens 3D dos rebordos e da base (Fig. 3.6), juntamente com as guias como a linha média, a localização dos caninos superiores e a zona de sorriso. As imagens digitalizadas dos aros são importantes para a curva das arcadas, bem como para a altura e largura dos dentes artificiais. Para além destas guias, as localizações dos aros no desenho artificial são necessárias para garantir que os aros são um suporte para os tecidos moles, como os lábios e as bochechas.

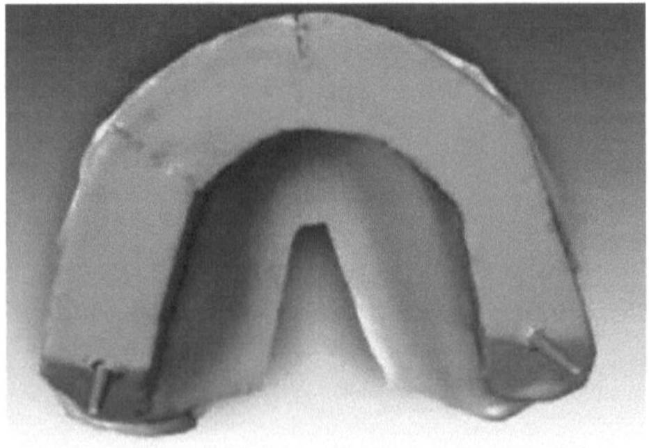

Figura 3.6 Aro de cera maxilar e base acrílica digitalizados.

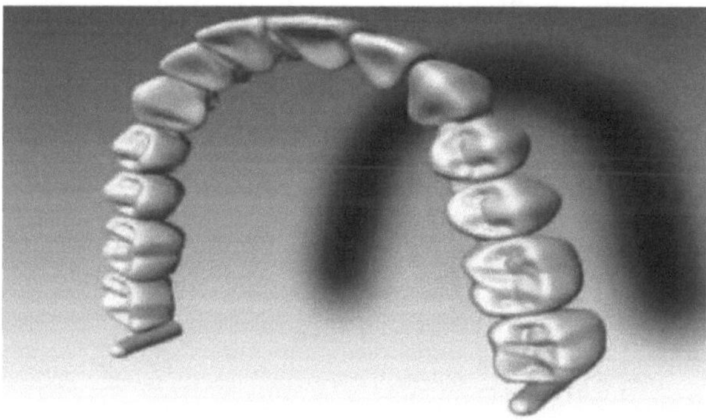

Figura 3.7 Dentes maxilares desenhados.

De acordo com as guias fabricadas e a forma do rebordo oclusal, o desenho do ISA das arcadas maxilar e mandibular (Fig. 3.7) e a oclusão são completados digitalmente utilizando um computador (estação de trabalho Precision T5400; Dell, Round Rock, TX) com o software dwos (Dental Wings Inc., Montreal, Canadá). O bloco de PMMA monocromático (Tempo Cad; On-Dent Ltd, Izmir, Turquia) utilizado para a restauração fixa temporária é fresado (Fig. 3.8). Os dentes artificiais ISA são embutidos em aros de cera, e os procedimentos de enceramento e de flashes são efectuados utilizando os métodos convencionais com flashes metálicos para obter a prótese definitiva (Figs. 3.9, 3.10).

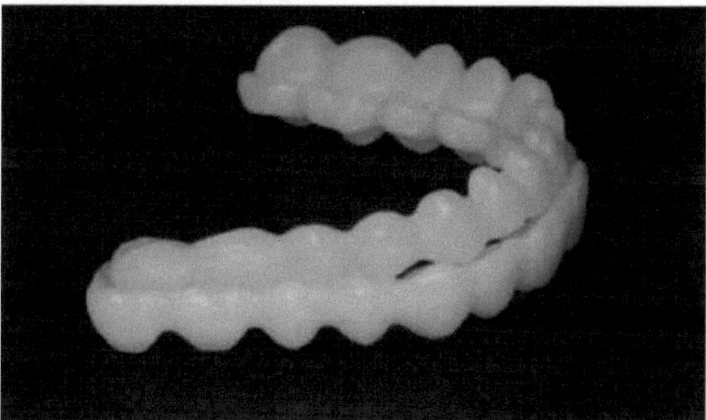

Figura 3.8 Modelos maxilar e mandibular ISA CAD/CAM

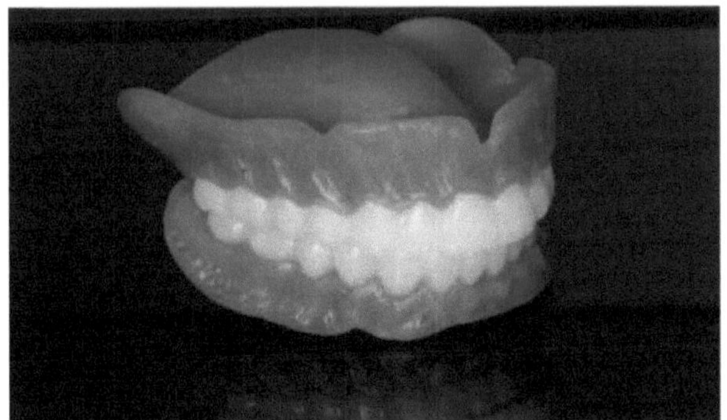

Figura 3.9 ISA CAD/CAM com modelação em cera

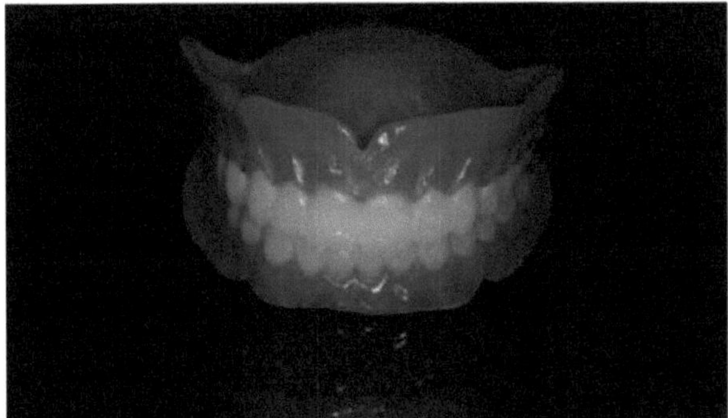

Figura 3.10 Prótese definitiva com 1SA CAD/CAM.

Protótipo rápido (PR)

O desenho digital ISA deve ser enviado para os Laboratórios EnvisionTEC para fabrico com uma máquina de RP (P4 DDP Mini; EnvisionTEC GmbH, Gladbeck, Alemanha), utilizando uma resina nano-preenchida, micro-híbrida e fotopolimerizável de cor A2 (E-Dent 100; EnvisionTEC GmbH). Em seguida, as resinas foram fotopolimerizadas numa base voxel a voxel (pixel volumétrico) da resina líquida. Foram necessários 76 minutos para construir o desenho com uma camada de 50 μm *de* espessura. A potência da luz foi de 180 mW/dm2, e o número de flashes foi de 6 × 1000. Depois de obter o desenho 1SA maxilar e mandibular (Fig. 3.11), foi efectuada a modelação em cera (Cavex Set UpWax, Cavex, Haarlem, Países Baixos). Os procedimentos de moldagem foram fabricados de acordo com os métodos convencionais com moldes metálicos e a prótese definitiva foi obtida de forma semelhante à técnica CAD/CAM (Fig. 3.12, 3.13). 9[1]

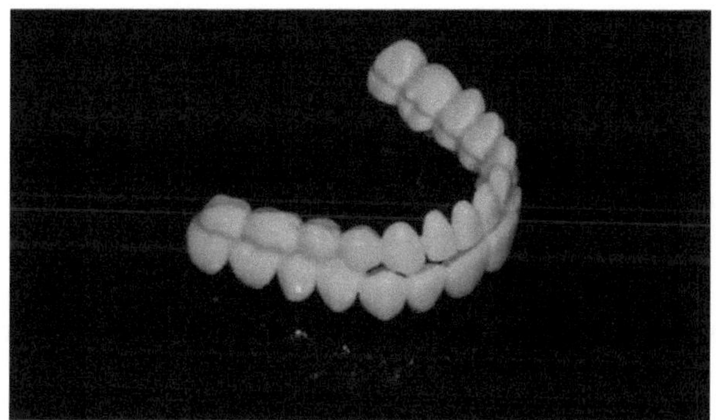

Figura 3.11 Modelos maxilar e mandibular 1SA RP.

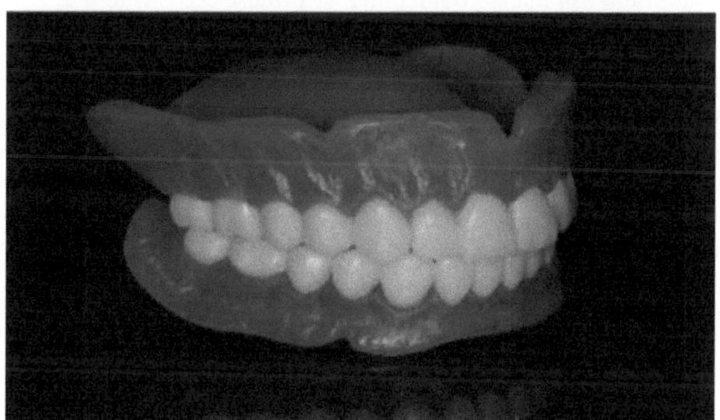

Figura 3.12 1SA RP com modelação em cera.

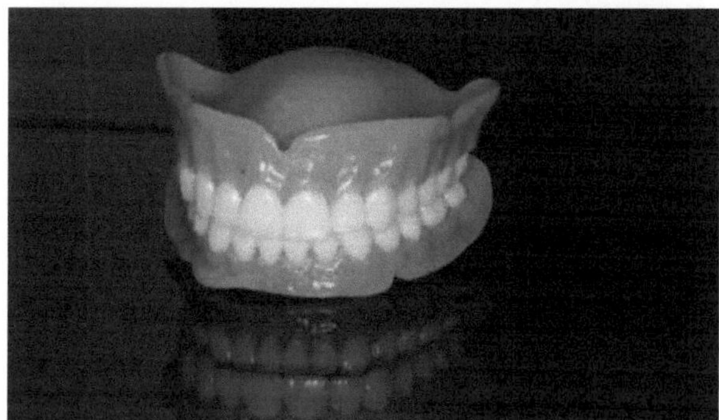

Figura 3.13 Prótese definitiva com ISA RP.

TÉCNICA DE FABRICO DE PRÓTESES COMPLETAS

Atualmente, estão disponíveis 5 sistemas para o fabrico de próteses CAD/CAM:

- AvaDent (Global Dental Science),
- Baltic Denture System (Merz Dental GmbH),
- Sistema de prótese total Ceramill (Amann Girrbach AG),
- DENTCAWhole You (DENTCA, Inc; Whole You, Inc) e
- Dentadura digital Wieland (Ivoclar Vivadent, Inc).

Técnicas de fabrico

1. AvaDent

Visão geral

O sistema AvaDent oferece 2 tipos de prótese. Na prótese monolítica, a AvaDent XCL, os dentes e a base são uma única unidade. A prótese XCL-1 tem um dente de camada única que tem um núcleo de dentina. A prótese XCL-2 tem um dente de várias camadas que tem um núcleo de dentina e esmalte com morfologia natural. O esmalte de alta translucidez e o núcleo de dentina conferem à XCL-2 uma excelente estética natural. O outro tipo de prótese oferece uma base de dentadura fresada com dentes de dentadura colados.

O fabrico subtrativo é utilizado para a produção de ambos os tipos de prótese. Para além de próteses completas, o sistema AvaDent pode fornecer ao clínico próteses completas imediatas, próteses de arcada única, bases de registo, guias radiográficas, próteses de conversão, gabaritos de verificação e próteses de implantes fixos híbridos definitivos.

Procedimentos clínicos

As próteses AvaDent podem ser concluídas em 2 consultas. Se o clínico se sentir mais confortável a pedir uma prótese de prova para avaliar a fonética, a função e a estética, as próteses completas digitais podem ser concluídas em 3 consultas. Os registos da relação do maxilar e as impressões definitivas podem ser obtidos utilizando diferentes técnicas e materiais.

As próteses existentes de um doente podem ser duplicadas e pode ser feita uma impressão das próteses duplicadas, juntamente com um registo interoclusal, para o fabrico das próteses. As bandejas de prótese Good Fit (Good Fit Technologies, Inc), que são próteses termoplásticas de reserva que funcionam como uma bandeja de impressão com dentes, também podem ser utilizadas para fazer uma impressão juntamente com um registo interoclusal para o fabrico da prótese. Um terceiro método de fabrico utiliza impressões definitivas da maxila e da mandíbula obtidas convencionalmente, separadas, feitas com um material de impressão elastomérico não aquoso e qualquer moldeira desejada pelo médico.

O sistema AvaDent também dispõe de moldeiras pré-fabricadas que podem ser ajustadas e moldadas nos bordos utilizando um material de polivinil siloxano (PVS). As impressões definitivas são efectuadas com um material de impressão PVS de corpo leve. Este quarto método de obtenção dos registos clínicos necessários utiliza um Dispositivo de Medição Anatómica (AMD; Global Dental Science) que consiste em moldeiras de arcada parcial maxilar e mandibular, que estão disponíveis em diferentes tamanhos. A moldeira AMD mandibular está equipada com uma mesa de traçado, e a moldeira maxilar tem um pino de suporte integrado, ajustável centralmente, para que possa ser efectuado um traçado da arcada gótica. A moldeira AMD maxilar também inclui uma flange de suporte labial ajustável (Fig. 4.1).

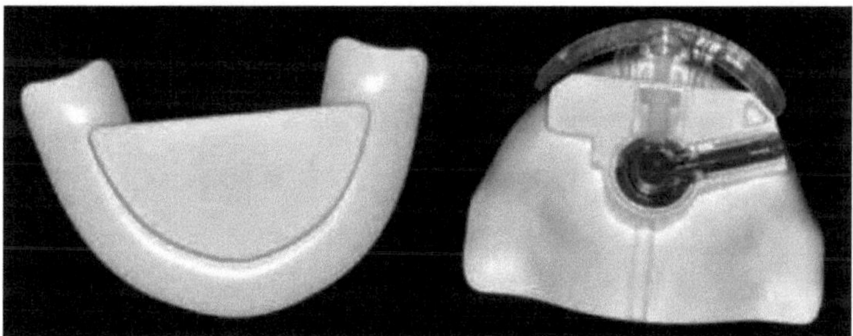

Fig. 4.1. Bandejas maxilar e mandibular do Dispositivo de Medição Anatómica.

Pode ser utilizada uma régua fornecida para alinhar as moldeiras AMD maxilares e mandibulares com a linha interpupilar enquanto são revestidas com um material de impressão PVS de corpo pesado. O AMD revestido deve cobrir uma área considerável da morfologia da crista e um segmento do palato para ser estável. Para assegurar uma sobreposição precisa das imagens digitais do AMD digitalizado e da impressão final, os autores sugerem que as moldeiras AMD sejam revestidas com PVS de corpo leve.

Após a determinação da VDO, as moldeiras AMD revestidas são colocadas na boca do doente, sendo-lhe pedido que feche até que o pino ajustável toque na mesa de traçado. Utiliza-se então uma chave de fendas para deslocar o pino do rolamento central para cima ou para baixo até se obter o VDO adequado. O traçado da arcada gótica é então registado, pedindo ao doente que faça movimentos mandibulares protrusivos e laterais. O vértice do traçado da arcada gótica assemelha-se a uma seta e representa a RC. É utilizada uma broca redonda de resina acrílica para criar uma pequena depressão no vértice da seta, a mandíbula é então guiada até o pino encaixar na depressão criada e é injetado um material de registo interoclusal entre as moldeiras AMD maxilar e mandibular para as fixar (Fig. 4.2).

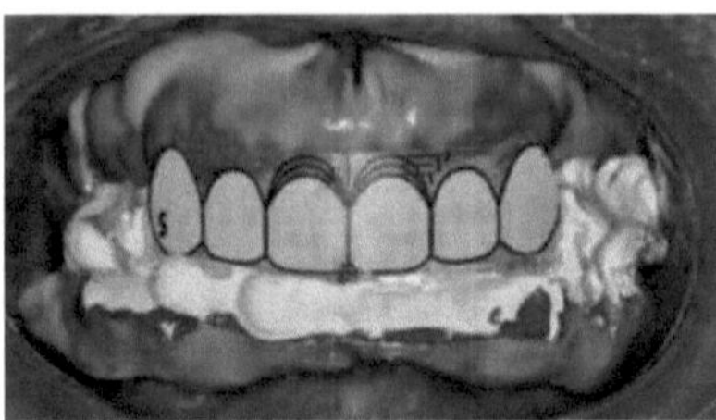

Fig. 4.2. Dispositivo de medição anatómica na dimensão vertical exacta da oclusão com um registo de relação cêntrica.

As impressões definitivas e a AMD devem ser desinfectadas e enviadas para o fabricante. Após a digitalização da AMD e das impressões definitivas, deve ser enviada ao médico dentista uma prótese completa virtualmente projectada (Fig. 4.3). O dentista deve avaliar e aprovar o desenho antes da fresagem das próteses definitivas.

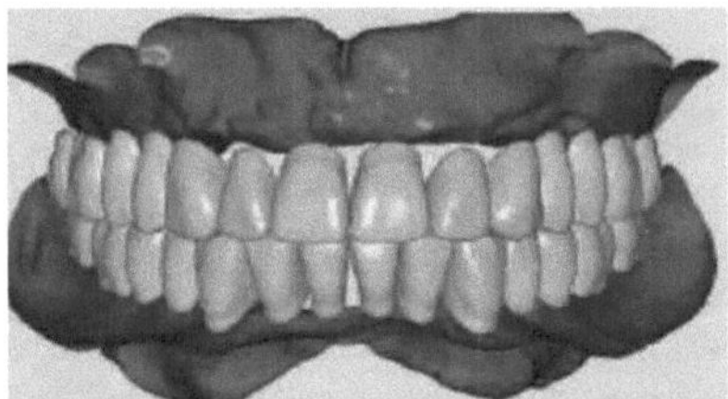

Fig. 4.3. Pré-visualização digital das próteses completas projectadas, prontas para a aprovação do clínico.

Se o médico não se sentir confortável em mandar fabricar as próteses sem avaliar a fonética, a estética e a função, pode ser pedida uma prótese de prova. Estão disponíveis dois tipos de prótese de prova: uma prótese de prova avançada, que é uma base fresada com reentrâncias nas quais os dentes da prótese são fixados com cera, e uma prótese de prova biofuncional fresada totalmente em resina que está disponível em várias tonalidades de dentes. Após a fresagem da prótese completa, os procedimentos de colocação são os mesmos que os utilizados para qualquer prótese completa convencional. O ajuste oclusal é efectuado intra-oralmente, embora possa ser utilizada uma técnica de remontagem clínica (Fig. 4.4).

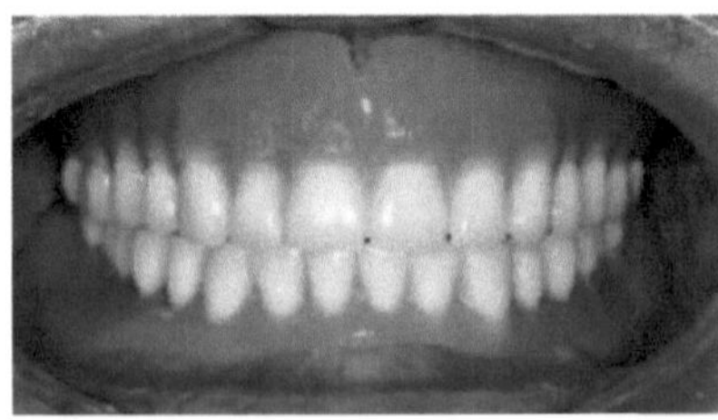

Fig. 4.4. Próteses completas fresadas no momento da colocação.

2. *Sistema de prótese Baltic*

Visão geral

O Baltic Denture System foi concebido para fornecer aos pacientes próteses completas em 2 consultas.

Procedimentos clínicos

O Baltic Denture System permite ao médico iniciar o processo de fabrico da prótese utilizando impressões funcionais com os componentes do conjunto BDKEY (Merz Dental GmbH). Os componentes iniciais do conjunto incluem bases de registo ajustáveis maxilares e mandibulares com dentes. Estas moldeiras estão disponíveis em 3 tamanhos (pequeno, médio ou grande) com diferentes tamanhos e formas de dentes. As moldeiras são ajustadas intra-oralmente e as impressões definitivas são obtidas enquanto um arco facial patenteado que inclui um indicador vertical é ligado à moldeira maxilar para registar a linha média facial e transferir os componentes estéticos e funcionais do paciente para o software de desenho. O arco facial ajuda o médico a registar a linha interpupilar e a linha de Camper, e o indicador vertical ajuda a registar a linha média. É fornecido um dispositivo especial denominado *BDKEYLock* para ajudar nos registos da relação da mandíbula.

A presença de dentes nas moldeiras permite avaliar a estética geral, o suporte labial, o alinhamento dos dentes e o espaço interoclusal. Como as moldeiras BDKEY reproduzem de forma idêntica o tamanho e a forma dos dentes da prótese nos blocos de fresagem, elas servem como próteses de prova para confirmar a aprovação da futura prótese pelo paciente. O laboratório gera a aquisição de dados após a digitalização de todos os registos enviados pelo médico.

O desenho CAD dos dados disponíveis é estabelecido utilizando o software BDCreator (Merz Dental GmbH). Após a aprovação do desenho, as próteses são fresadas numa máquina de controlo numérico computorizado de 5 eixos. Os blocos de fresagem são feitos de polimetacrilato de metilo reticulado (PMMA) e estão disponíveis em 3 tamanhos diferentes. Têm uma configuração de dentes integrada em oclusão lingualizada. Os dentes anteriores e posteriores estão disponíveis em vários tamanhos e formas. Após a fresagem da prótese completa, a colocação é semelhante à de qualquer prótese completa convencional. O ajuste oclusal pode ser efectuado intra-oralmente ou através de um procedimento clínico de remontagem.

3. *Sistema de prótese total Ceramill*

Visão geral

O fluxo de trabalho digital do sistema de prótese total Ceramill começa no laboratório e a prótese é concebida pelo técnico de laboratório.

Procedimentos clínicos

O clínico envia os moldes definitivos da maxila e da mandíbula para o laboratório, que fabrica os moldes definitivos e as bases de registo. Estas bases serão utilizadas para registar o VDO, a linha média, a linha do sorriso, as posições dos caninos e uma transferência da arcada facial. O técnico de laboratório utiliza o arco facial e os registos fornecidos para montar os moldes num articulador próprio. Os modelos montados com os aros oclusais são fixados num suporte de transferência e colocados num scanner ótico tridimensional (3D) (Ceramill Map400, Amann Girrbach AG). Este procedimento ajudará a transferir a posição dos moldes para o software de desenho. Os moldes são digitalizados separadamente para obter uma cópia virtual dos moldes. Para um paciente esteticamente exigente, o modelo estético pode ser digitalizado e tomado em consideração quando as próteses digitais são desenhadas. O desenho virtual das próteses completas começa com a identificação de pontos de referência anatómicos precisos nos moldes virtuais. Os pontos de referência são utilizados para calcular as linhas de disposição dos dentes e a posição dos dentes anteriores do maxilar, e os algoritmos de cálculo ajudam a detetar a linha média dos rebordos alveolares.

O software de desenho sugere um conjunto aplicável de dentes artificiais, correspondente ao espaço disponível, a partir de dados armazenados em bibliotecas de vários fabricantes. O técnico dentário também pode personalizar a configuração de dentes anteriores proposta digitalmente para satisfazer os requisitos estéticos do paciente.

Após a aprovação pelo médico das próteses completas virtualmente concebidas, as bases mandibulares e maxilares são fresadas numa máquina de fresagem de 5 eixos arrefecida a água a partir de um molde de cera da cor da gengiva. Os dentes da prótese devem ser colados ao longo das reentrâncias das bases de cera. Os blocos de dentes de prótese correspondentes ao molde de dentes escolhido são fresados a partir da superfície do entalhe, de acordo com os tamanhos dos recessos fresados. Os dentes de dentadura são removidos das peças em bruto e encerados em posição nas bases de cera. As bases de cera e as próteses dentárias são experimentadas para avaliar a fonética, a estética e a função e para efetuar quaisquer ajustes necessários. Após a aprovação do médico, as próteses completas são processadas de forma convencional e a sua colocação é semelhante à de qualquer prótese completa convencional. Os ajustes oclusais podem ser efectuados intra-oralmente ou utilizando um procedimento de remontagem clínica.

4. DENTCA/Whole You

Visão geral

A DENTCA, Inc, concentra-se agora apenas na conceção de próteses e no fabrico de moldeiras de próteses. A Whole You, Inc, uma empresa irmã, concentra-se no fabrico. Quando o clínico submete as impressões definitivas e as moldeiras, a parte CAD é completada pela DENTCA, Inc, e a parte CAM é completada pela Whole You, Inc. O sistema permite o fabrico de próteses completas utilizando 2 métodos diferentes: No primeiro método, impressão 3D ou prototipagem rápida, uma prótese de teste é impressa e verificada na boca do paciente e, em seguida, processada tradicionalmente usando um frasco personalizado impresso em 3D. No segundo método, a base da prótese é impressa por uma impressora 3D e os dentes da prótese são colados à base impressa (Fig. 4.5).

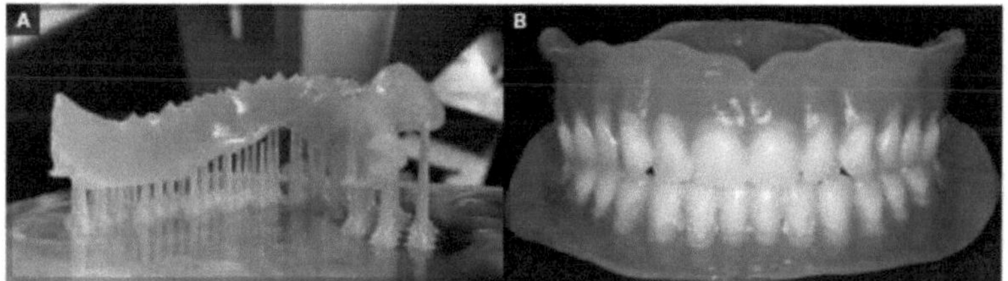

Fig. 4.5. Fabrico de próteses com o sistema Whole You. A. Base da prótese impressa. B. Dentes da prótese colados às bases impressas.

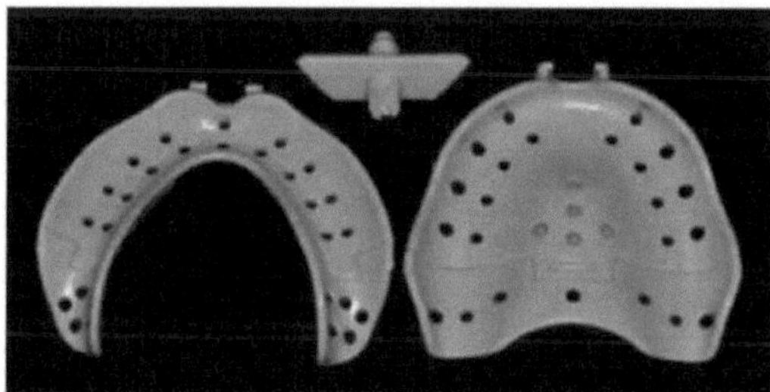

Fig. 4.6. Moldeiras de 2 peças para maxilar e mandíbula utilizadas para impressões definitivas e registos da relação dos maxilares.

Procedimentos clínicos

As moldeiras de 2 peças maxilares e mandibulares fornecidas, do tamanho desejado, são utilizadas para fazer as impressões definitivas e registar os registos da relação maxilar (Fig. 4.6). As impressões definitivas devem ser produzidas com um material PVS de corpo pesado e leve. Deve ter-se o cuidado de assegurar extensões de bordo e detalhes de superfície adequados. A porção posterior da moldeira com o material de moldagem completo é então separada com uma lâmina cirúrgica No. 15C, cortando ao longo de uma linha pré-determinada localizada em cada uma das moldagens de 2 peças (Fig. 4.7). Este passo remove qualquer interferência posterior que possa afetar a determinação do VDO e do CR.

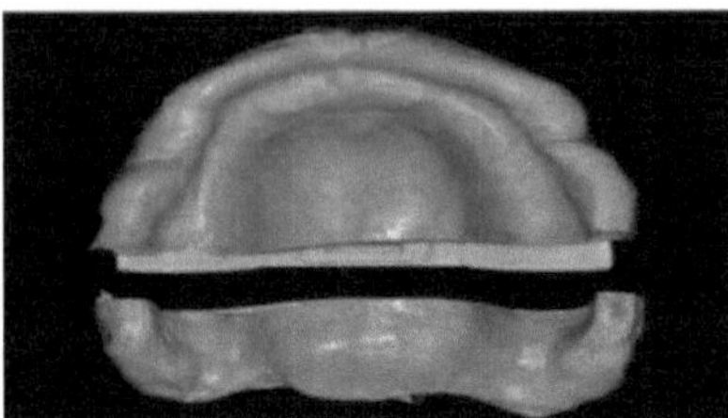

Fig. 4.7. Porção posterior da moldeira separada com a utilização de uma lâmina.

Um pino vertical é fixado à moldeira mandibular e ambas as moldeira são colocadas de novo na boca do paciente. A dimensão vertical pode ser ajustada rodando o pino vertical no sentido dos ponteiros do relógio ou no sentido contrário. Uma vez confirmada a dimensão vertical, é colocada uma almofada de rastreio (EZ-Tracer, DENTCA, Inc) na moldeira maxilar e ambas são colocadas de novo na boca do doente. O fabricante sugere que a RC seja registada com uma de três técnicas: um traçado simplificado, um traçado da arcada gótica ou um registo interoclusal direto.

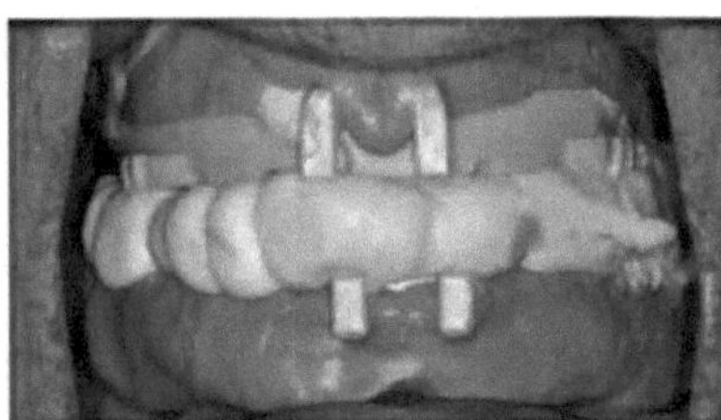

Fig. 4.8. Registos interoclusais efectuados em relação cêntrica.

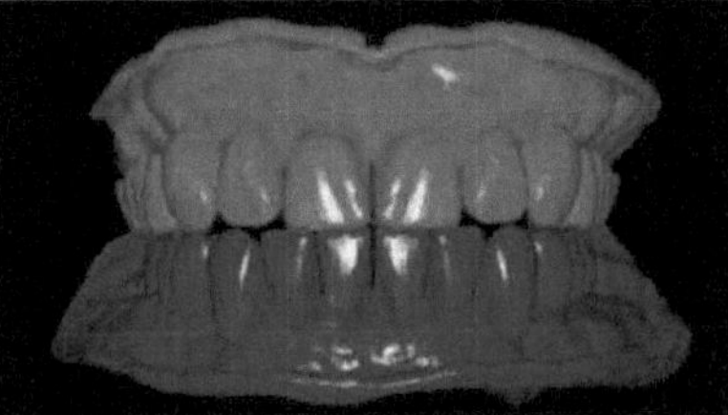

Fig. 4.9. Pré-visualização digital das próteses completas.

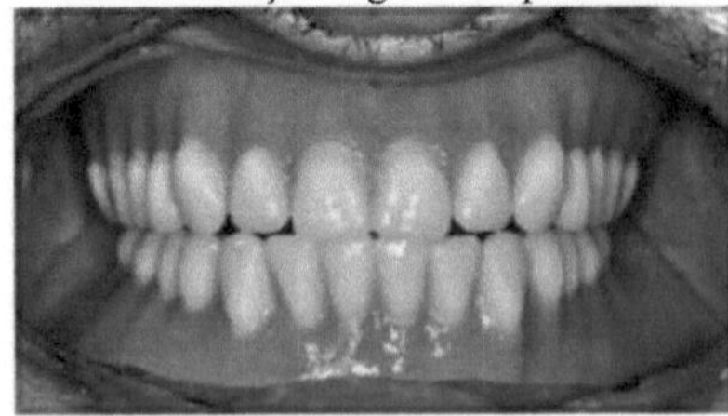

Fig. 4.10. Próteses completas fabricadas de forma convencional no momento da colocação.

Uma vez determinado o ponto CR, é criada uma pequena indentação com uma broca para permitir uma fácil verificação de que o pino vertical está assente em CR. O registo interoclusal é efectuado bloqueando as moldeiras maxilar e mandibular em conjunto enquanto o doente está em CR (Fig. 4.8). O passo final envolve a utilização da régua labial fornecida para medir a distância entre a papila incisiva e o bordo inferior do lábio superior. As impressões maxilares e mandibulares, o registo interoclusal e as medidas registadas são enviados ao fabricante para o fabrico da prótese. Os registos são digitalizados em 3D e articulados digitalmente. Os dentes da prótese são virtualmente organizados e personalizados (Fig. 4.9). A prótese desenhada é então impressa em 3D e enviada para o médico para uma prova ou usada diretamente para fabricar as próteses completas finais. As próteses finalizadas são colocadas na boca do paciente e tanto a adaptação como a oclusão são verificadas e ajustadas conforme necessário, de forma semelhante às próteses completas fabricadas convencionalmente (Fig. 4.10).

5. Dentadura digital Wieland

Visão geral

São necessárias três consultas para o fabrico de próteses digitais Wieland. O sistema utiliza o fabrico subtrativo para o fabrico de próteses completas. Os registos clínicos podem ser obtidos duplicando próteses existentes e enviando-as para o fabricante, utilizando aros de cera concebidos e fresados digitalmente ou utilizando moldeiras concebidas e personalizadas digitalmente com placas de mordida integradas.

Procedimentos clínicos

As impressões preliminares maxilares e mandibulares são efectuadas com material de impressão PVS e moldeiras pré-fabricadas. É utilizado um dispositivo de registo cêntrico fornecido para registar o RC preliminar e a relação vertical. O fabricante utiliza esta informação para personalizar as moldeiras de impressão com placas de mordida integradas. Um dispositivo semelhante a um arco facial (UTS CAD, Ivoclar Vivadent, Inc) é ligado à pega da moldeira cêntrica para ajudar o médico a medir a linha de Camper e a linha interpupilar. A posição do plano oclusal pode ser lida a partir das medições obtidas nas escalas da linha de Camper e da linha interpupilar.

As impressões preliminares, a moldeira cêntrica e as medições da linha de Camper e da linha interpupilar são enviadas para o técnico de laboratório. No laboratório, as impressões preliminares e o registo interoclusal são digitalizados. Os valores da linha de Camper e da linha interpupilar são também introduzidos no software de desenho que produz modelos virtuais dos maxilares desdentados e determina o plano oclusal específico do paciente. As moldeiras personalizadas com placas de oclusão integradas são concebidas com um offset uniforme para permitir a aplicação do material de moldagem e um recesso para permitir a estabilização do Gnathometer CAD (Ivoclar Vivadent, Inc), um dispositivo que permite o traçado da arcada gótica e regista a RC.

Intraoralmente, as moldeiras personalizadas são moldadas nos bordos e, em seguida, é efectuada uma moldagem definitiva utilizando um material PVS. O UTS CAD é utilizado novamente para verificar o plano oclusal. O Gnathometer CAD é fixado às moldeiras personalizadas. A linha média do paciente, a linha do sorriso e a linha canino-canino são estabelecidas, e o VDO e o CR são determinados com métodos tradicionais. Os registos e as impressões funcionais são digitalizados e o plano oclusal é determinado. Nesta fase, os dentes da prótese são selecionados a partir da biblioteca de software de dentes de prótese e o programa de desenho sugere uma configuração virtual dos dentes. A configuração dos dentes pode ser modificada de acordo com as exigências do médico e do paciente ou, se não forem solicitadas alterações, pode ser finalizada adicionando a parte gengival da prótese.

Se o médico se sentir mais confortável em pedir uma prótese de prova para avaliar a fonética, a função e a estética e, se necessário, permitir correcções à prótese de prova, o técnico dentário pode fresar uma prótese de prova monolítica em PMMA. É utilizado um disco pré-polimerizado para fresar a parte gengival das bases da prótese. As bases incluem recessos fresados nos quais os dentes da prótese serão colados com a utilização de um gabarito de posicionamento. Após a fresagem da prótese completa, a colocação é semelhante à de qualquer prótese completa convencional. O ajuste oclusal pode ser efectuado intra-oralmente ou através de um procedimento clínico de remontagem.[51]

Vantagens das próteses CAD/CAM[19]

1. É vantajoso poder fornecer próteses em 2 visitas. Esta redução do número de visitas do doente ao fabricar uma prótese CAD/CAM é vantajosa para os doentes mais idosos, para os que vivem em lares de idosos ou em instalações de vida assistida e que têm dificuldade em deslocar-se para múltiplas consultas no consultório dentário.
2. A informação clínica (impressões, registos interoclusais e seleção de dentes) é registada numa consulta de aproximadamente 1-2 horas, dependendo da experiência do clínico, e as próteses são colocadas numa segunda consulta.
3. Os custos de fabrico podem ser comparáveis ou mesmo inferiores aos custos de laboratório das próteses convencionais. Além disso, o menor tempo de cadeira clínica envolvido permite ao dentista fornecer próteses mais económicas. Todas as imagens 3D e dados recolhidos envolvidos no fabrico da prótese CAD/CAM são guardados digitalmente. Os dados armazenados podem ser utilizados para produzir uma prótese de reserva ou uma prótese de substituição se o paciente perder a(s) sua(s) prótese(s).
4. Estas novas próteses fabricadas terão a mesma forma que as próteses anteriores, eliminando ou minimizando assim o tempo de adaptação para o paciente.
5. Pode ser construído um modelo cirúrgico ou radiográfico utilizando os mesmos dados para facilitar o planeamento do tratamento e a colocação de implantes dentários no futuro.
6. A resina acrílica pré-polimerizada utilizada para o fabrico da base da prótese proporciona um ajuste e uma resistência superiores quando comparada com as bases

processadas convencionalmente.

7. A resina acrílica pré-polimerizada, uma vez que é fresada, não sofre retração de polimerização, o que normalmente elimina a necessidade de incorporar um selamento palatino posterior, especialmente para os pacientes com cristas residuais firmes.
8. O material parece conter menos monómero residual e ser mais hidrofóbico do que a resina acrílica processada convencionalmente, o que resultará numa prótese mais bio-higiénica. Os microrganismos, como a *C. albicans*, aderiram menos à base da prótese, o que reduz o potencial de infecções.

Desvantagens das próteses CAD/CAM[19]

1. Como os dois sistemas de prótese completa CAD/CAM disponíveis no mercado não podem fornecer ao clínico próteses equilibradas, será necessário efetuar uma remontagem clínica para ajustar os dentes da prótese.
2. Embora o processo de fabrico de próteses CAD/CAM facilite o fabrico de próteses e reduza as consultas, existe uma curva de aprendizagem para o clínico inexperiente que pode levar a resultados insatisfatórios.
3. O dentista precisa de utilizar um material de moldagem dimensionalmente estável e resistente à temperatura para resistir à distorção durante o transporte.
4. A falta de uma consulta de colocação de prova pode criar uma maior probabilidade de um resultado inferior ao ideal e perder a oportunidade de efetuar pequenos ajustes. No entanto, pode ser utilizado um processo de 3 consultas através do qual é fabricada uma prótese de prova utilizando uma base fresada com os dentes fixados em cera ou um protótipo completamente fresado utilizando uma resina da cor dos dentes.

TÉCNICA DE FABRICO DE PRÓTESE PARCIAL REMOVÍVEL

Conceção assistida por computador de uma prótese parcial removível

A melhoria da saúde oral e da esperança de vida da população idosa levou à retenção dos dentes do paciente por um período de tempo mais longo (Douglas & Watson, 2002). A diminuição da taxa de perda de dentes levou a um aumento da necessidade de próteses parciais amovíveis (RPD) (Ettinger *et al,* 1984; Redford *et al,* 1996). Embora as próteses suportadas por implantes dentários osseointegrados sejam excelentes opções para restaurar o edentulismo parcial, o seu elevado custo pode ser proibitivo, especialmente para pacientes de uma situação socioeconómica baixa (Dolan *et al,* 2001). Vários materiais, como a liga de ouro tipo IV, o crómio-cobalto (Co-Cr), o crómio-níquel (Ni-Cr) e o Ti-6Al-7Nb, um titânio sem vanádio (Ti), foram fundidos com sucesso para o fabrico de estruturas de próteses parciais removíveis. As próteses parciais fundidas com ligas de ouro tinham um baixo módulo de elasticidade e, por conseguinte, eram mais susceptíveis de flexão e distorção sob forças oclusais elevadas. Isto resultou na necessidade de conectores principais espessos, um fator que, juntamente com o valor inerente do ouro, aumentou os custos laboratoriais.

As ligas à base de cromo tornaram-se populares na década de 1970 como uma opção viável às ligas de ouro. Durante esse período, a maioria dos laboratórios dentários passou a utilizar ligas de Co-Cr e Ni- Cr. Estas ligas ofereciam muitas vantagens, incluindo (i) baixo custo, (ii) elevada resistência, (iii) excelente resistência à corrosão, (iv) elevado módulo de elasticidade e (v) baixa densidade.

Relatos de efeitos adversos, como o potencial de toxicidade e alergias, incentivaram a procura de materiais mais seguros, levando à introdução de ligas de titânio (Covington *et al,* 1985; Schmalz & Garhammer, 2002). Uma liga de titânio sem vanádio (Ti-6Al- 7Nb) com excelentes propriedades mecânicas foi introduzida como alternativa às ligas de fundição tradicionais (Matsumura *et al,* 2002). Esta liga é biocompatível (Matsuno *et al,* 2001), resistente ao desgaste (Iijima *et al,* 2003), forte (Iijima *et al,* 2003; Kobayashi *et al,* 1998), dúctil (Kobayashi *et al,* 1998) e resistente à corrosão (Khan *et al,* 1996).

No entanto, um dos seus principais inconvenientes é a porosidade de fundição que pode ocorrer durante o fabrico da estrutura. Vários estudos avaliaram o efeito do desenho (Al-Mesmar *et al,* 1999; Guttal & Patil, 2007), do diâmetro e da direção (Baltag *et al,* 2002) do canal de entrada, num esforço para minimizar a porosidade das estruturas de próteses parciais removíveis fundidas em titânio. Outras dificuldades e problemas (Ohkubo *et al,* 2006; Jang *et al,* 2001; Sutton & Rogers, 2001) associados à fundição de titânio motivaram os investigadores a explorar a possibilidade de utilizar a medicina dentária digital para evitar as desvantagens e desafios associados ao processo de fabrico de uma prótese parcial removível. Recentemente, o software CAD tem sido utilizado para desenhar digitalmente estruturas para uma prótese RPD (Williams *et al,* 2004; Eggbeer *et al*, 2005; Han *et al*, 2010).

O processo de desenho compreende três etapas: (i) a digitalização da impressão definitiva ou de um molde obtido a partir da impressão definitiva, (ii) a exportação da informação digitalizada para preparação digital e levantamento do molde utilizando software de desenho assistido por computador (CAD) de RPD disponível no mercado, e (iii) o desenho da RPD impressa em 3D adicionando todos os componentes necessários de uma estrutura (conectores menores e maiores, planos de guia, apoios, conjuntos de fecho, etc.). Os dados do ficheiro de desenho são depois utilizados para imprimir a estrutura em resina de cera utilizando uma máquina de RP e depois investir o padrão e fundir utilizando métodos convencionais (Williams *et al*, 2004; Eggbeer *et al.*, 2005; Bibb *et al.*, 2006) ou para fabricar a estrutura diretamente utilizando uma máquina de fusão selectiva a laser (Han *et al.*, 2010; Williams *et al.*, 2006).

A fusão selectiva a laser (SLM) é uma tecnologia que utiliza dados CAD 3D e um feixe de laser de fibra de itérbio de alta potência para fundir pós metálicos elevados, formando a estrutura 3D RPD previamente concebida. A SLM tem sido amplamente utilizada com sucesso nas indústrias metalúrgicas (Yadroitsev *et al*, 2007).

Em 2004, Williams *et al.* (2004) publicaram o primeiro estudo laboratorial que investigou a utilização de um software CAD para conceber a forma de uma série de componentes para a estrutura RPD. Os padrões de plástico destes componentes foram impressos utilizando uma máquina RP e fundidos com êxito. Após a fundição dos padrões de plástico, observaram pequenas aletas na peça fundida, sugerindo uma expansão do padrão de plástico. Recomendaram então a utilização de cera para a impressão de futuros padrões de estrutura para evitar esta complicação. Bibb *et al.* (2006) foram os primeiros a relatar o ajuste experimental de uma estrutura RPD projectada com um software CAD e depois impressa utilizando a técnica RP. A estrutura foi considerada clinicamente aceitável.[51]

Captura de dados e conceção de RPD digital

O molde mestre das estruturas dentárias mandibulares do paciente foi digitalizado tridimensionalmente utilizando um digitalizador de luz branca estruturada. O dispositivo utilizado é um sistema ótico que utiliza um padrão de franjas de luz projetado e tecnologia de câmara digital para captar aproximadamente 140 000 pontos em três dimensões na superfície do objeto (Comet 250, Steinbichler Optotechnik GmbH, Am Bauhof 4, D-83115 Neubeuern, Alemanha). Os pontos de dados recolhidos são designados por "nuvem de pontos". O padrão de franjas pode ser visto na Fig.5.1.

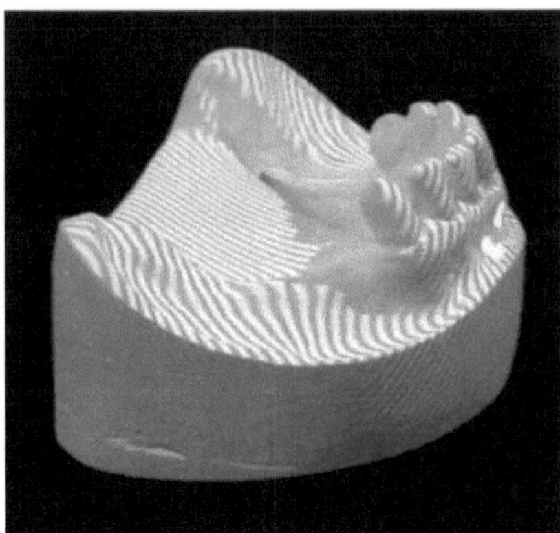

Fig. 5.1 Vista lateral do molde principal a ser digitalizado

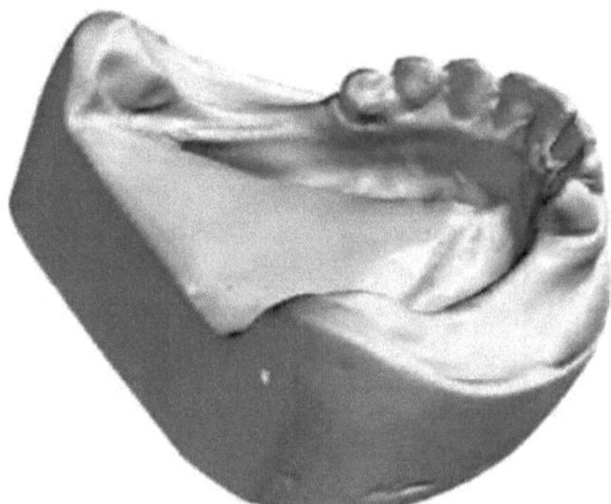

Fig. 5.2 O modelo informático sólido do molde do doente

O software (PolyWorksA, InnovMetric Software Inc., 2014 Jean-Talon Blvd. North, Suite 310, Sainte-Foy, Quebec, G1N 4N6, Canadá) foi utilizado para combinar automaticamente várias digitalizações (ultrapassando os problemas causados pela linha de visão) através do alinhamento de áreas sobrepostas de dados de digitalização.

Um outro pacote de software (Spider, Alias-Wavefront Inc., 210 King Street East, Toronto, Ontário, M5A 1J7, Canadá) foi utilizado para produzir um modelo de superfície triangular a partir dos dados da nuvem de pontos, apresentado na Fig. 5.2.

A superfície do modelo de computador criado a partir da nuvem de pontos foi produzida usando polígonos triangulares na forma de um ficheiro de estereolitografia (STL), que é um formato adequado para importar para o ambiente de escultura virtual, FreeFormA. Este ambiente foi utilizado para fazer o levantamento eletrónico do modelo digitalizado, de acordo com os princípios delineados por Williams et al. Embora não estivessem presentes quaisquer rebaixos nas áreas de encaixe do fecho nos dentes do pilar, o FreeFormA é capaz de medir rebaixos, tal como referido por Williams et al.[52]

Uma vez concluído o levantamento topográfico, o modelo foi guardado de forma protegida, para que não pudesse ser alterado inadvertidamente durante a fase seguinte da modelação virtual. Foi concebido um padrão "no ecrã" de acordo com o que foi discutido acima no modelo digitalizado. O desenho seguiu os princípios descritos mais pormenorizadamente em trabalhos anteriores.[53,54]

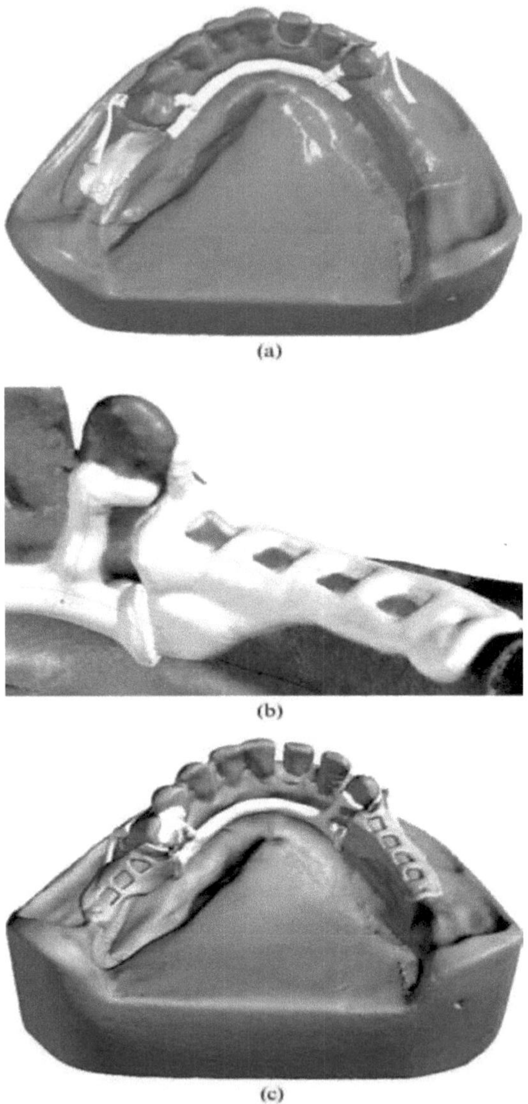

Fig. 5.3 (a) Ilustração dos conectores principais e secundários, dos fechos de aproximação gengival e da área de retenção para o acrílico definido; (b) lado direito da estrutura numa fase posterior de desenvolvimento com os componentes unidos; (c) padrão digital final

Mais uma vez, o pacote FreeFormA forneceu excelentes recursos para este processo. Perfis semicirculares definidos com precisão, como a barra lingual, foram construídos utilizando curvas de construção; em seguida, foi utilizada uma ferramenta de "ranhura" para criar uma secção elevada. As ferramentas 'Smudge' e 'smooth' foram utilizadas para fundir os componentes. O processo é ilustrado nas Figs. 5.3(a)-(c).[55]

Vantagens das próteses parciais removíveis concebidas digitalmente[53]

1. Redução do tempo e das despesas de fabrico; uma vez que não é necessário um molde refratário para encerar, moldar e fundir a estrutura RPD, podem ser investidas e fundidas simultaneamente várias estruturas impressas.
2. Aumento da rentabilidade e da produtividade do laboratório.
3. Aumento da comunicação e da colaboração entre o dentista e o técnico de prótese dentária.
4. A menor ênfase no processo convencional de fabrico de RPDs permite que o técnico se concentre em dominar os princípios da conceção de RPDs digitais.

Desvantagens das próteses parciais removíveis concebidas digitalmente[53]

1. Investimento necessário para adquirir o software de digitalização e as impressoras.
2. Complicações associadas ao processo de fundição, tais como a presença de porosidades superficiais nas estruturas de fundição.
3. Aumento do custo da mão de obra para aprender e aperfeiçoar o processo digital.

TÉCNICA DE FABRICO DE SOBREDOTAÇÕES

Os passos clínicos que devem ser tomados para o fabrico de sobredotações são os seguintes: -

- Deve ser obtida uma história médica e dentária pormenorizada do paciente.
- Deve ser efectuado um exame clínico exaustivo.

Salwa Omar Bajunaid et al. (2015) relata que a adaptação das sobredentaduras digitais superou a das sobredentaduras convencionais. Este facto foi evidente pela necessidade mínima de ajustes no entalhe das próteses e pela excelente retenção e estabilidade das sobredentaduras. Os resultados foram consistentes com os de Avinash S. Bidra et al. (2014), que elaborou a utilização bem-sucedida da tecnologia de desenho assistido por computador e maquinação assistida por computador (CAD-CAM) para a fase protética do fabrico de uma sobredentadura mandibular implanto-retida em apenas 2 consultas clínicas, o que provou a sua superioridade clínica e funcional em relação às próteses convencionais.

Registo das relações dento-faciais

- As impressões maxilares e mandibulares devem ser efectuadas utilizando moldeiras termoplásticas e materiais de moldagem e de impressão de corpo pesado e corpo leve de vinilpolissiloxano, respetivamente. (AvaDentTM Digital Dentures, Scottsdale, AZ, EUA)

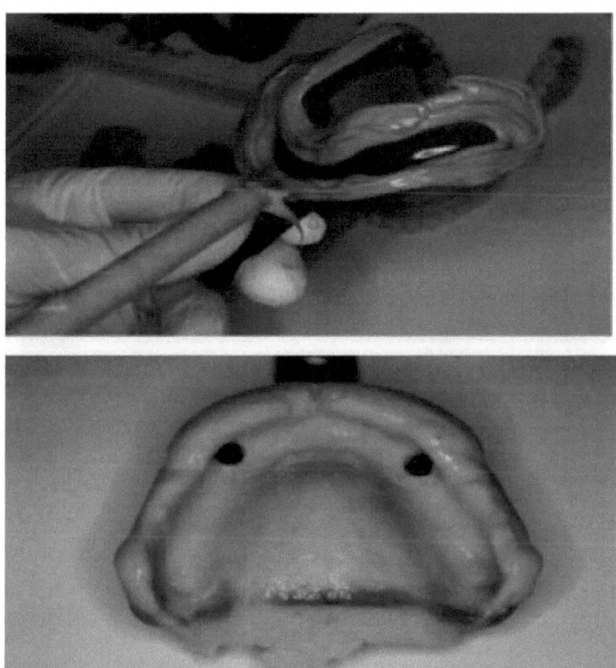

Fig. 6.1 Moldagem de bordos e impressões finais

- A relação maxilo-mandibular é registada utilizando o Dispositivo de Medição Anatómica (AMD).

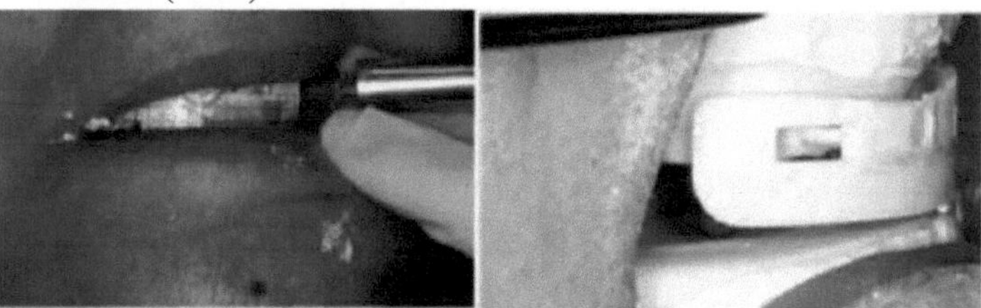

Fig. 6.2 Dispositivo de medição anatómica (AMD) colocado, após a determinação da dimensão vertical oclusal e da relação cêntrica.

- Uma chave de fendas hexagonal fornecida pelo fabricante foi inserida nas ranhuras pré-fabricadas para alterar a DVO e o suporte labial. Utilizando a técnica de Niswonger.
- A DVO é determinada através da medição de 2 pontos marcados no nariz e no queixo, com a mandíbula em repouso e em oclusão.
- Um dispositivo especial chamado "leitor do plano de mordida" é inserido em

ranhuras pré-fabricadas anteriores no componente de suporte labial do AMD. O leitor do plano de mordida tem um transferidor bilateral para registar a angulação horizontal do plano oclusal.

- Posteriormente, a posição do bordo incisal, a linha média e a linha de sorriso mais alta são marcadas no componente de suporte labial com um lápis vermelho.
- Os modelos de moldes de flanges e dentes são utilizados para determinar o suporte labial, a linha média do lábio, a linha horizontal do lábio e o tamanho e forma adequados dos dentes.

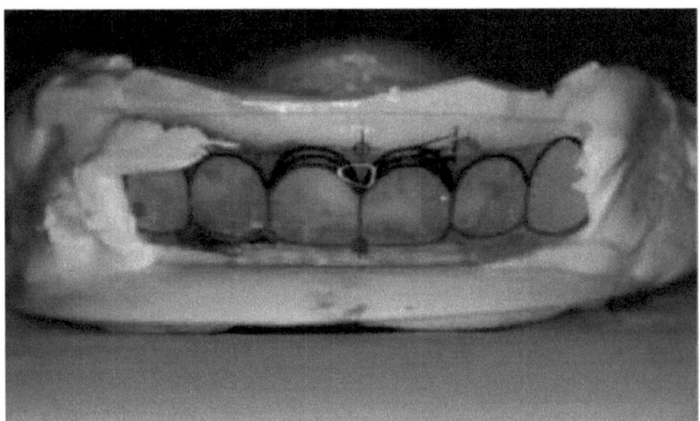

Fig 6.3 Modelo de molde de dente

- A posição do bordo incisal maxilar do modelo é então alinhada com a posição do bordo incisal e da linha média marcada anteriormente no elemento de suporte labial.
- É então fixado ao elemento de suporte labial, utilizando uma forma fluida de resina composta polimerizada leve.
- São registadas as margens cervicais dos dentes em relação à linha de sorriso mais alta do paciente.
- Nesta fase, o material de registo de mordida de silicone é injetado no espaço entre as placas AMD superior e inferior e a relação cêntrica é finalmente registada.

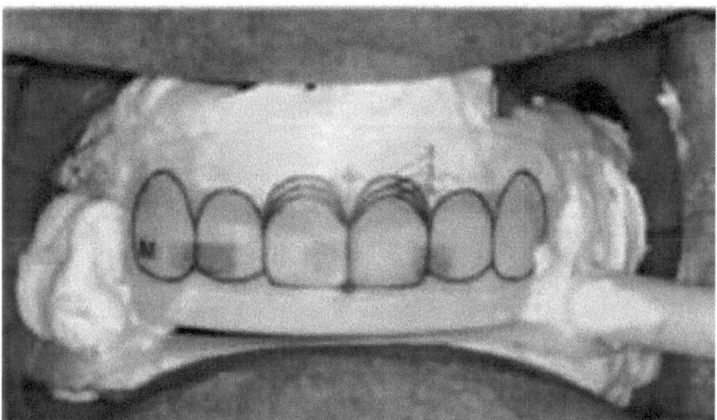

Fig. 6.4 Registo da posição da relação cêntrica após a colocação da férula transparente em alinhamento com a linha média marcada e a posição do bordo incisal.

- O molde e a cor dos dentes são então selecionados e todos os registos são enviados para o fabricante.

Procedimentos laboratoriais

- Assim que o fabricante recebe as informações, as impressões e o AMD são digitalizados através da utilização de tecnologia de digitalização por luz para converter as informações físicas obtidas clinicamente em informações digitais e facilitar as etapas subsequentes do fabrico.
- Os dentes artificiais são dispostos digitalmente num esquema de oclusão lingualizado, utilizando algoritmos complexos no software proprietário do fabricante.
- Em seguida, o fabricante fornece uma pré-visualização digital utilizando a tecnologia de conferência Web.

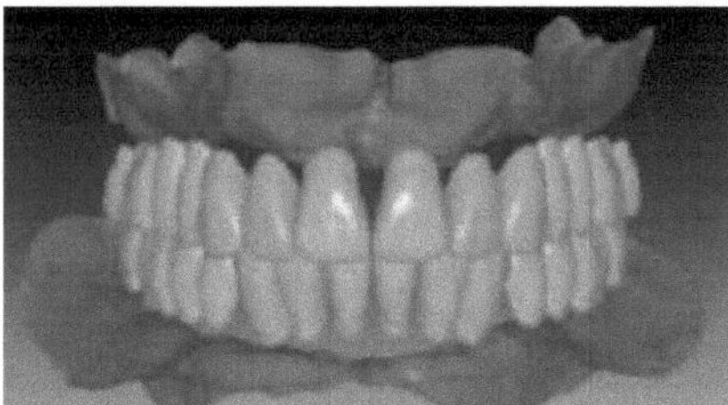

Fig. 6.5 Vista frontal da disposição digital dos dentes nos modelos virtuais maxilar e mandibular articulados digitalmente

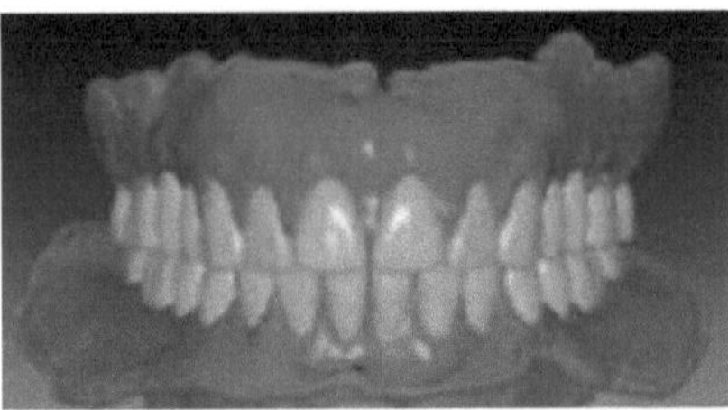

Fig. 6.6 Vista lateral da disposição digital dos dentes nos modelos virtuais maxilar e mandibular articulados digitalmente

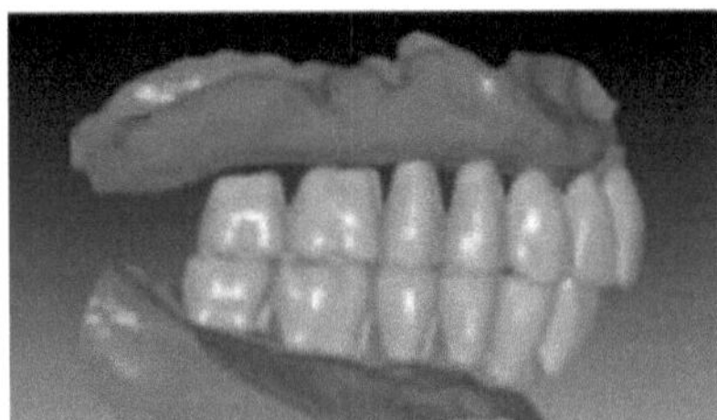

Fig. 6.7 Vista frontal da disposição digital dos dentes com simulação gengival, respetivamente, antes do carregamento final para a máquina CAD

- Durante a webconferência, a disposição digital dos dentes é cuidadosamente examinada pelo autor nas três dimensões e as modificações necessárias são discutidas com o técnico de laboratório, sendo imediatamente corrigidas no computador e aprovadas pelo médico.
- Posteriormente, os ficheiros CAD são carregados para um dispositivo CAM com ferramentas de fresagem fina, e as bases de prótese são fresadas com precisão utilizando discos de fresagem pré-polimerizados preparados por uma tecnologia patenteada a partir de materiais de base de prótese disponíveis no mercado.
- A base de prótese fresada tem reentrâncias nas quais os dentes de prótese selecionados são colados manualmente utilizando materiais patenteados para completar a prótese acabada.
- As próteses são então acabadas, polidas e devolvidas ao dentista.

Colocação de próteses dentárias

- Durante a segunda consulta clínica, as próteses CADCAM foram inseridas individualmente na boca do paciente para garantir um ajuste ótimo, confirmado com pasta indicadora de pressão.

Fixação a implantes

- Os pilares de cicatrização são removidos, os pilares localizadores são selecionados e apertados nos implantes, os encaixes metálicos correspondentes são então colocados nos pilares localizadores.

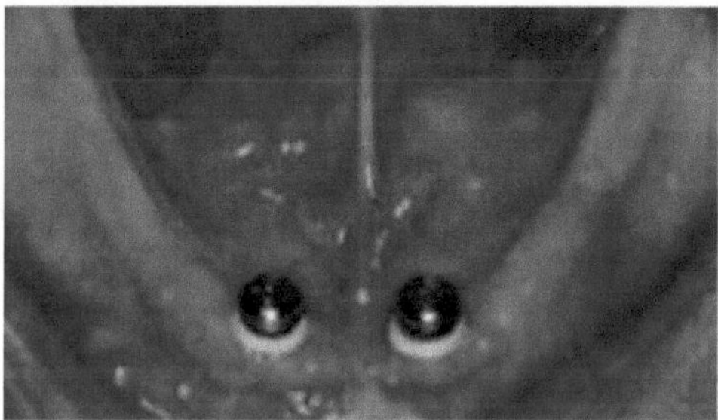

Fig. 6.8 Imagem que mostra a colocação das caixas metálicas nos pilares do Locator com torque

- Em seguida, são efectuados orifícios de alívio nas próteses, nos locais dos pilares, para obter uma via de inserção passiva.

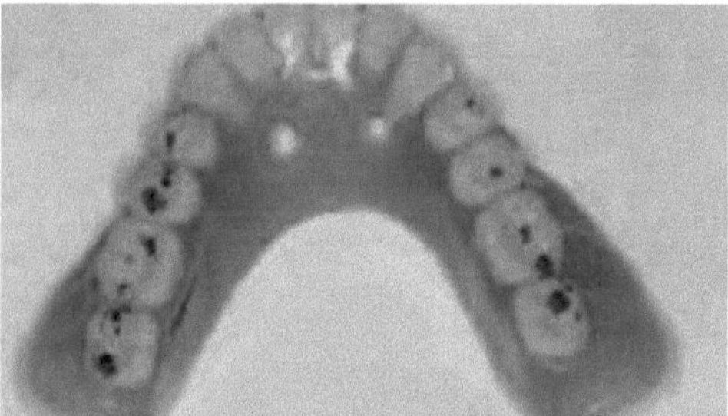

Fig. 6.9 Imagem mostrando os orifícios em relevo perfurados para acomodar os pilares e as caixas metálicas para fixação aos implantes

- É injetado material de resina composta polimerizada leve nos orifícios de alívio e as próteses são ligadas ao encaixe da sobredentadura utilizando uma técnica direta.16
- Posteriormente, as próteses de nylon são inseridas nos alojamentos metálicos com um nível de retenção adequado determinado pelo doente.

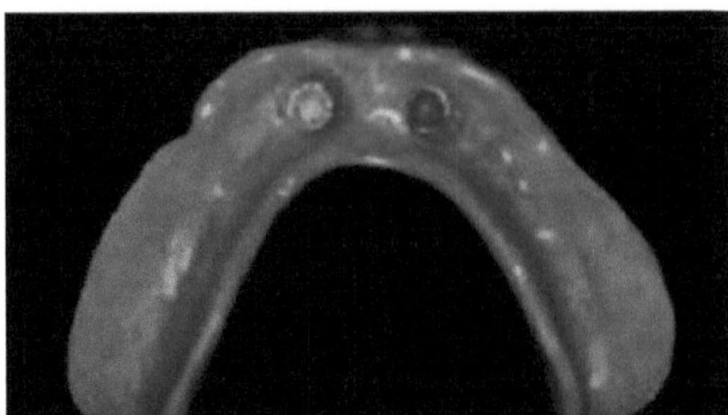

Fig. 6.10 Superfície de entalhe de uma sobredentadura mandibular após a incorporação dos encaixes e a colocação das patrizes de nylon nas caixas metálicas

- O doente recebe instruções pós-operatórias para os procedimentos de inserção-remoção, manutenção da prótese, dos implantes e dos tecidos circundantes.[56]

O método convencional de fabrico de próteses completas tem um longo historial e provou ser previsível. Além disso, os materiais e protocolos foram adoptados com melhorias que datam de quase um século.

Uma das maiores vantagens do método convencional é a possibilidade de confirmar todos os passos anteriores na fase de prova estética (fase de prova em cera) e personalizar a disposição dos dentes artificiais. Além disso, permite ao doente testar a prótese de prova e dar o seu contributo.

No entanto, algumas das desvantagens do método convencional de fabrico de próteses completas são

1. Necessidade de um mínimo de 4-5 visitas ao doente e visitas adicionais após a inserção;
2. Diminuição da margem de lucro dos médicos devido ao aumento das visitas aos doentes, às despesas de laboratório e à redução dos reembolsos;
3. Incapacidade de obter um ajuste íntimo das bases de prótese com os tecidos devido à contração da polimerização; e
4. Incapacidade de criar facilmente uma prótese duplicada ideal.

A utilização da tecnologia CAD-CAM para o fabrico de próteses completas pode ultrapassar muitas das desvantagens acima referidas. As indicações para as próteses CAD-CAM incluem os cuidados individuais dos doentes, a educação, a investigação e a saúde pública, por razões como

(1) Crescimento contínuo de pacientes desdentados e aumento da procura de próteses completas;[7]

(2) Aumento do número de pessoas que estão a envelhecer;[7]

(3) Problemas de acesso a cuidados dentários em todo o mundo;

(4) Implementação mais fácil em programas de saúde pública;
(5) Escassez de técnicos de laboratório dentário;[57,58] e
(6) Escassez de dentistas e de faculdades de medicina dentária.[59]

Vantagens das sobredentaduras CAD-CAM[56]

(1) Redução do número de visitas dos pacientes, o que é especialmente benéfico para os pacientes idosos;
(2) Resistência e ajuste superiores das próteses devido à utilização de blocos de resina acrílica pré-polimerizada para fresagem;
(3) Redução da possibilidade de as próteses albergarem microrganismos e minimização das infecções daí resultantes;
(4) Redução dos custos para o doente e para o médico a longo prazo;
(5) Reprodutibilidade mais fácil (criação de próteses duplicadas) devido aos dados digitais armazenados;
(6) Maior potencial de normalização na investigação clínica sobre próteses completas, bem como sobredentaduras implanto-suportadas; e
(7) Melhor controlo de qualidade.

Desvantagens das sobredentaduras CAD-CAM[56]

(1) Ausência de um procedimento de prova clínica estética;
(2) Curva de aprendizagem necessária para aderir a protocolos mais recentes para registar ovd, apoio labial e posição do bordo incisal maxilar;
(3) Falta de capacidade para determinar o plano oclusal mandibular; e
(4) Oportunidade mínima para a participação dos doentes.

Os métodos alternativos que podem ser considerados principalmente para utilizar as sobredentaduras CAD CAM são

(1) Carga imediata dos implantes através da confeção de próteses CAD CAM antes da cirurgia de implantes e
(2) Apertar os pilares Locator antes de efetuar a impressão final e simplesmente colocar a sobredentadura CAD-CAM na segunda consulta clínica.

Este método pode, potencialmente, tornar-se o método de tratamento de rotina para a terapia de sobredentaduras no futuro. A capacidade de fabricar próteses completas utilizando tecnologia assistida por computador tem inúmeras possibilidades clínicas para o futuro.

TÉCNICA DE FABRICO DE PRÓTESES MAXILOFACIAIS

O tratamento de defeitos faciais extensos utilizando próteses maxilofaciais requer impressões de toda a face, incluindo o defeito. Para este efeito, é habitualmente utilizado material de impressão dentária.[60-62] Os potenciais problemas associados a este método incluem a interferência com a respiração normal e a distorção dos tecidos moles faciais.[63]

Recentemente, em resultado dos desenvolvimentos no processamento computorizado de dados tridimensionais (3D), tornou-se possível obter medições da morfologia facial utilizando sistemas de medição morfológica a laser 3D sem contacto.[64-67] No relatório clínico de toth et al, não são efectuadas impressões tradicionais. Em vez disso, utilizando a técnica de desenho e fabrico assistido por computador (CAD/CAM)[68-71] que combina um sistema de medição morfológica a laser 3D sem contacto e uma fresadora com controlo numérico por computador (CNC), são feitos modelos em cera.[72]

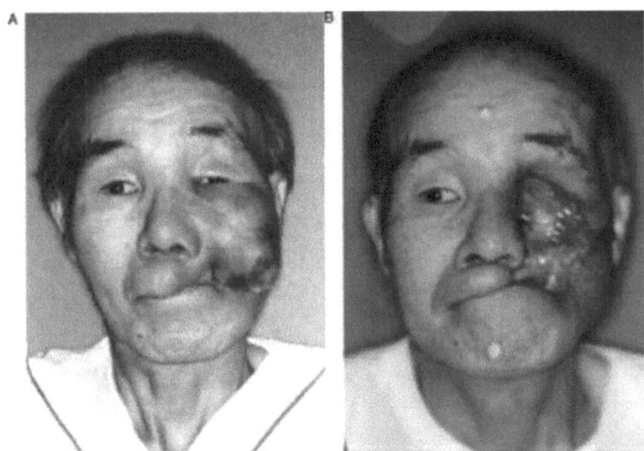

Figura 7.1. *(A)* Vista pré-operatória. *(B)* Vista pós-operatória.

O artigo de Tsuji et al descreveu o fabrico de próteses faciais utilizando a técnica CAD-CAM (Fig. 7.1). O processo de fabrico envolveu a medição morfológica em 3D da face, o desenho morfológico utilizando CAD, o fabrico do molde de cera facial utilizando CAM e o fabrico de um padrão de cera para a prótese facial utilizando o molde do molde de cera facial e uma impressão de borracha de silicone de um molde de cera com imagem em espelho gerado a partir do lado normal da face. Para obter medições morfológicas 3D dos defeitos faciais, foi utilizado um sistema de medição morfológica a laser 3D sem contacto[64-67] (SURFLACER VM-300P-4, Unisn, Osaka, Japão) (Fig. 7.2).

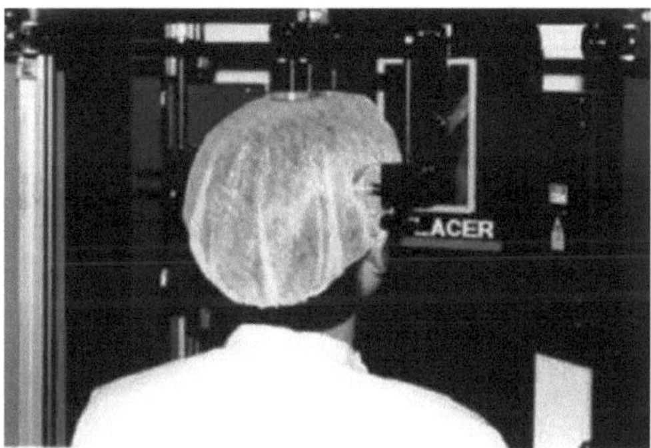

Figura 7.2. Sistema de medição morfológica a laser 3D sem contacto.

Este sistema permite ao médico obter medidas morfológicas faciais de alta precisão e alta velocidade utilizando um sistema laser. O sistema laser envolve dois lasers semicondutores aplicados sob controlo informático no rosto do paciente. A luz projectada é recebida por quatro câmaras CCD (charge-coupled device). O tempo necessário para obter dados de medição é de aproximadamente 5 segundos. Os sinais recebidos foram processados por um processador de imagem e transferidos para um computador pessoal (PC9821, NEC, Tóquio, Japão) para gerar imagens 3D. Utilizando um computador, foi efectuado o processamento morfológico do desenho, incluindo a geração de uma imagem em espelho, reflectindo os dados do lado normal relativamente à linha mediana facial para o lado do defeito.67

Estes dados morfológicos foram convertidos nos dados utilizados para o processamento e depois enviados para um sistema de processamento de imagens para o fabrico de um molde morfológico. Utilizando os dados de processamento enviados do computador para a máquina de fresagem CNC (PNC-3100, Roland, Hamamatsu, Japão), o molde morfológico foi fabricado através da fresagem de um bloco de cera com uma temperatura de fusão superior à da cera de parafina. Foram fabricados moldes faciais do lado afetado e uma imagem em espelho do lado normal (Fig. 7.3).

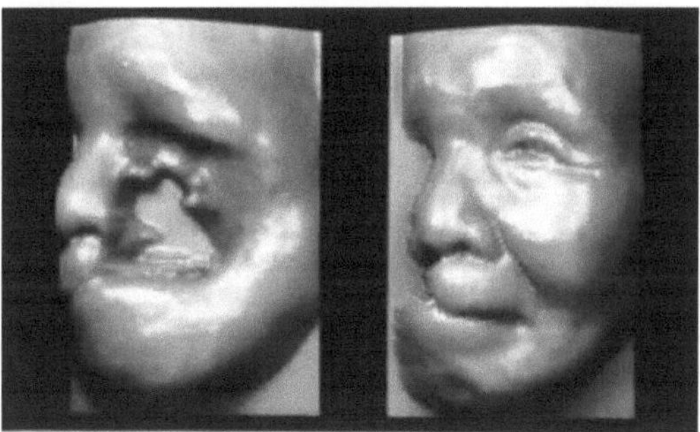

Figura 7.3. Esquerda: Um bloco de cera foi fresado com uma fresadora CNC para

fabricar um molde facial do lado normal. À direita: Um molde facial em espelho do lado normal.

O material de impressão de borracha de silicone foi utilizado para fazer uma impressão a partir do molde facial de imagem espelhada do lado normal produzido pela fresadora CNC e ajustado ao molde facial do lado afetado. Assim, foi obtido um molde que reproduzia aproximadamente a morfologia facial normal do lado afetado. De seguida, para fazer um molde em cera da prótese facial, foi vertida cera líquida de parafina no molde através de uma abertura na superfície posterior do molde facial do defeito (Fig. 7.4).

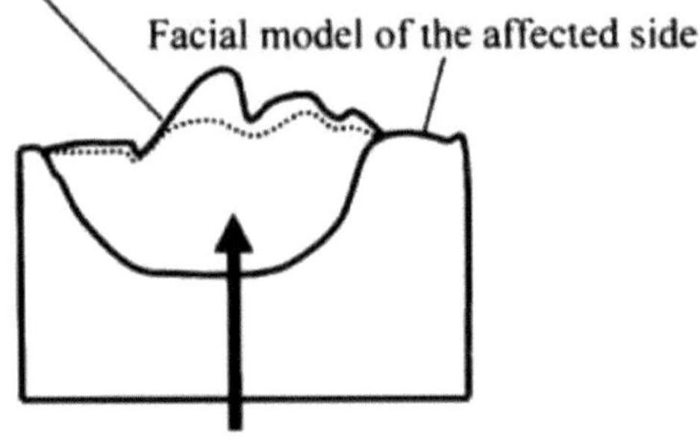

Figura 7.4. Ilustração esquemática do fabrico de um padrão de cera da prótese.

Um olho artificial foi anexado ao modelo de cera, que foi então ajustado ao paciente. Foram feitas pequenas correcções ao modelo de cera e o tom final da cor da prótese foi determinado na clínica. O molde de cera foi substituído por borracha de silicone (Silicone Elastomer: Clear Grade, Fator II, Lakeside, AZ). Após a polimerização, o tom de cor da superfície da prótese foi ajustado (Fig. 7.5) e o cabelo foi implantado.

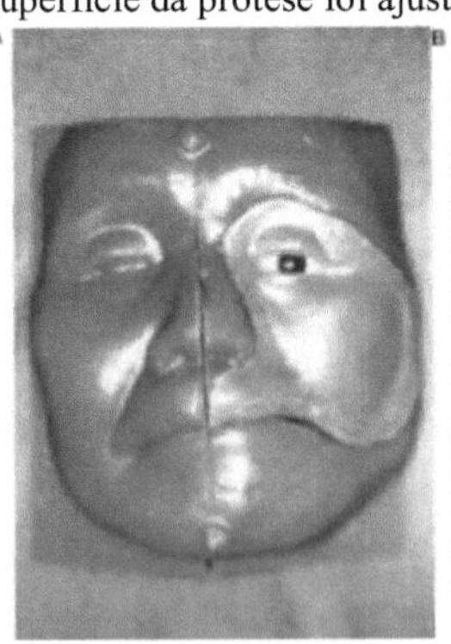

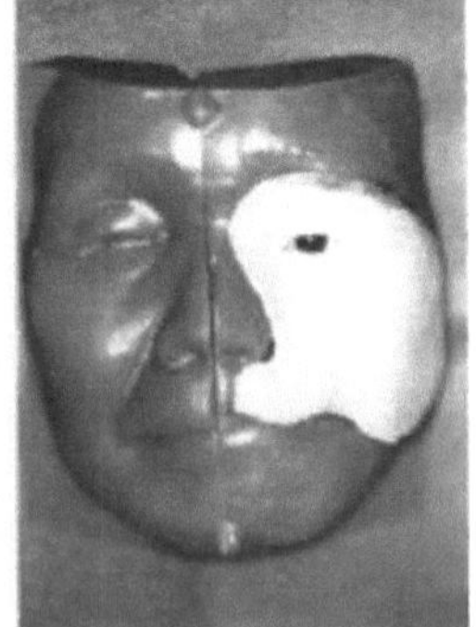

Figura 7.5. *(A)* Um olho artificial foi anexado ao modelo de cera, que foi então ajustado ao paciente. *(B)* Foram feitas pequenas correcções ao modelo de cera e o tom final da cor da prótese foi determinado na clínica.

Foram colocados dois implantes craniofaciais no osso zigomático para reter a prótese. Para além disso, como em muitos pacientes com defeitos orais, uma prótese maxilar foi retida através de dois implantes palatinos. Os restantes dentes também foram utilizados para a retenção da prótese. Foram utilizados ímanes (Magfit EX400, GC, Tóquio, Japão) como acessórios de retenção para a prótese e a dentadura maxilar (Fig. 7.6).

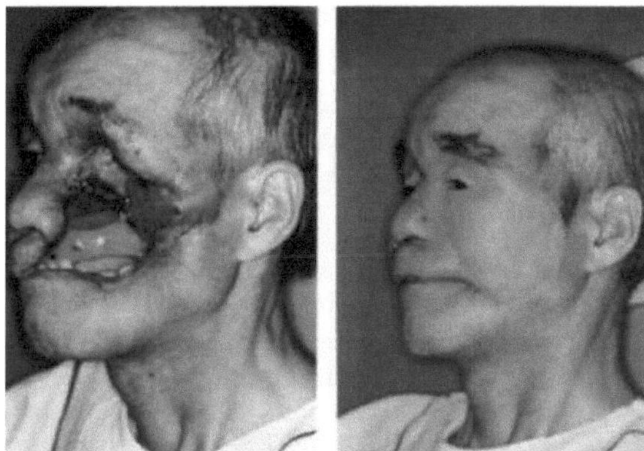

Figura 7.6. Esquerda: Dois implantes foram colocados no osso zigomático e utilizados para ancorar a prótese. À direita: Paciente com a prótese facial colocada.

Vantagens e desvantagens

Quando uma impressão facial é obtida utilizando material de impressão dentária, a impressão tende a ser precisa em regiões onde os tecidos moles são finos e relativamente imóveis e menos precisa em regiões onde os tecidos moles são espessos e mais móveis.[60,63]

Em contraste, a utilização de um laser para obter medições faciais permite uma medição precisa sem distorção do tecido mole facial.

Além disso, a ansiedade e o desconforto do doente resultantes da cobertura do rosto e da restrição das vias respiratórias durante o procedimento de moldagem são reduzidos.

O método também é útil para obter medições morfológicas sem contacto em pacientes que sofrem de doenças infecciosas.

No método convencional, é fabricado um modelo em cera para reproduzir a morfologia facial normal. A qualidade da prótese está fortemente dependente do julgamento subjetivo da pessoa que produz o padrão de cera da prótese.[62,73]

No método aqui descrito, as medidas morfológicas faciais são obtidas com o olho aberto, e os dados morfológicos do lado normal são invertidos em relação à linha mediana facial. Isto permite ao técnico desenvolver uma morfologia anatómica óptima da prótese.

Além disso, o procedimento para fazer um padrão de cera é muito mais simples, resultando num tempo de processamento mais curto. Não são necessárias competências especiais da pessoa que produz o modelo e os dados morfológicos faciais 3D obtidos podem ser conservados durante o tempo necessário, sem necessidade de armazenar moldes físicos reais.

É de notar que a imagem em espelho do lado normal pode não corresponder perfeitamente à morfologia normal do lado afetado, uma vez que a morfologia facial é tipicamente assimétrica.[74,75] Consequentemente, a forma do modelo de cera tem de ser ajustada quando este é colocado no doente.

Em comparação com o método tradicional, os procedimentos de fabrico no método aqui descrito são simplificados. Nos procedimentos atualmente em desenvolvimento, a produção do molde de cera e do molde de borracha de silicone pode ser omitida. O fabrico de uma prótese facial por fresagem direta de borracha de silicone pode ser muito mais simples do que os actuais procedimentos laboratoriais maxilofaciais.

TÉCNICA DE FABRICO DE PRÓTESES IMEDIATAS

A dentição terminal que requer a extração total e a reabilitação protética completa é encontrada rotineiramente na prática protética. Uma prótese total imediata é um procedimento clínico bem estabelecido, através do qual uma prótese pré-fabricada é diretamente inserida após a remoção dos dentes.[76] Esta abordagem é aplicada para manter a aparência do paciente e para fornecer uma tala cirúrgica que cubra os alvéolos de extração para ajudar na cicatrização da ferida e para proteger o local da extração. Também ajuda a manter a dimensão vertical da oclusão e a altura facial inferior e proporciona um apoio adequado dos lábios e das bochechas através da manutenção do tónus muscular e da posição da língua adequados.[77]

Bassam et al utilizaram CAD-CAM para fabricar próteses imediatas maxilares e mandibulares, todos os pacientes tinham dentição terminal nos maxilares superior e inferior e necessitavam de uma prótese completa imediata sem contraindicação médica para a cirurgia de extração total. A fase de planeamento pré-operatório começou com a obtenção de fotografias digitais de cada doente (Fig. 8.1A). Foi obtida uma impressão utilizando moldeiras metálicas Rim-Lock com flanges alargadas (DENTSPLY International, York, PA, EUA) utilizando Alginato hidrocolóide irreversível e as impressões foram depois vertidas em pedra dentária Tipo IV para obter modelos mestre (Cavex, Haarlem, Países Baixos).

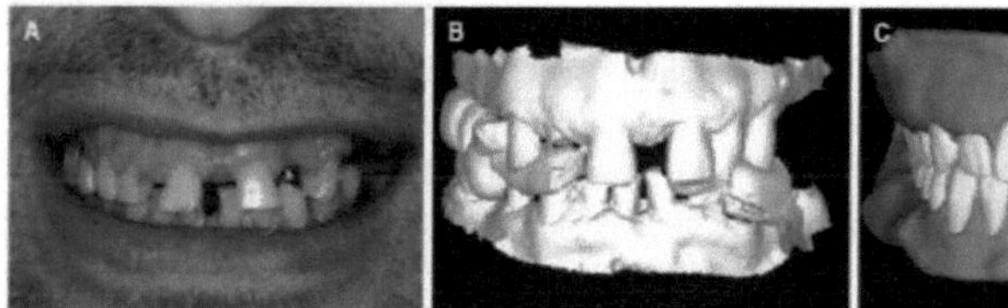

Fig. 8.1. (A) Fotografia clínica da situação pré-operatória demonstrando a migração dentária patológica resultante de periodontite avançada, (B) Modelo digital 3D da situação intra-oral pré-operatória com o registo de mordida, (C) Proposta de desenho de prótese imediata digital com base nos registos de mordida existentes.

O registo da mordida foi obtido utilizando o material de registo de mordida de silicone da Avadent (Global Dental Sciences, Scotsdale, AZ, EUA). Os modelos de gesso foram submetidos a um procedimento de digitalização 3D utilizando um scanner de laboratório (iSeries DWOS; Dental Wings) para obter modelos de gesso digitais articulados (Fig. 8.1B). O scanner ótico de laboratório captou dados de nuvens de pontos do modelo de gesso utilizando um sistema de duas câmaras e uma plataforma de movimento de cinco eixos. Os modelos digitalizados foram posteriormente guardados como ficheiro STL de estereolitografia.

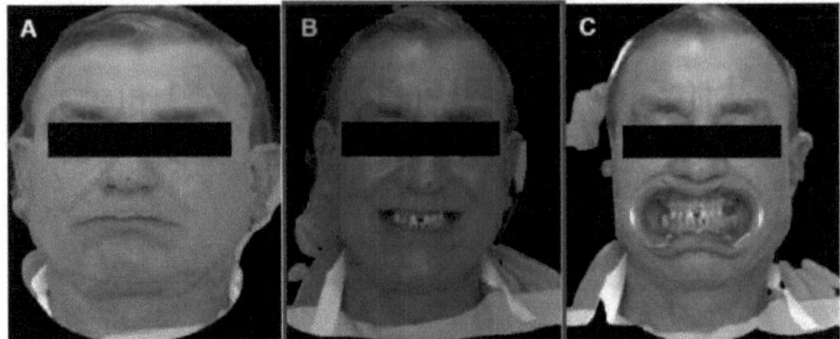

Fig. 8.2. (A) Rastreio facial em posição natural com os lábios selados, (B) Rastreio facial com sorriso exagerado, (C) Rastreio facial com retractores de bochecha para expor as superfícies dos dentes labiais.

Utilizando o scanner facial 3D Pritimirror (Pritidenta GmbH, Leinfelden-Echterdingen, Alemanha), foram obtidas três digitalizações faciais diferentes de cada doente. O primeiro exame foi efectuado na posição de repouso natural da cabeça, com o plano horizontal de Frankfurt paralelo ao chão (Fig. 8.2A). O segundo exame foi obtido numa posição de sorriso máximo para estabelecer o nível de exposição dos lábios (Fig. 8.2B). A terceira digitalização foi obtida utilizando retractores de bochecha para expor as superfícies vestibulares dos dentes anteriores superiores e inferiores (Fig. 8.2C). Também foram adquiridas digitalizações faciais adicionais da linha do sorriso em diferentes níveis de exposição. Subsequentemente, as três digitalizações faciais foram alinhadas entre si, utilizando a região da testa como referência anatómica fixa (Fig. 8.3). Isto foi necessário para colocar todas as digitalizações faciais num único sistema de coordenadas correspondente.

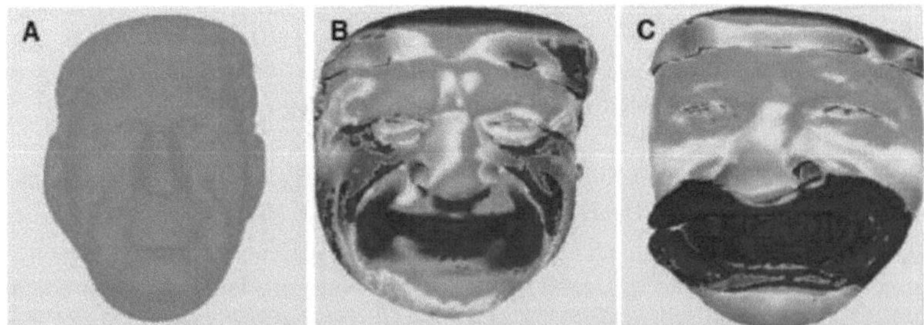

Fig. 3: (A) Imagem de referência para o procedimento de registo de digitalização facial, (B) A região da testa na digitalização facial com sorriso máximo é utilizada como referência fiducial fixa para o procedimento de correspondência (registo), (C) A região da testa na digitalização facial com retractores de bochechas é utilizada como referência fiducial fixa para o procedimento de correspondência (registo).

Os modelos de gesso digital superior e inferior articulados foram então alinhados com a digitalização facial dos afastadores de bochechas, utilizando quatro marcadores fiduciais nas superfícies vestibulares dos dentes anteriores superiores e inferiores e o material de registo da mordida (Fig. 8.4). Foi então aplicado um algoritmo de correspondência de superfícies (ponto mais próximo iterativo) para alinhar ao máximo as superfícies 3D (Fig. 8.5). Os modelos de gesso de referência e o padrão de cera virtual foram então colocados no sistema de coordenadas correto com referência à digitalização facial sorridente, utilizando o software Pritidenta (v2.1, Pritidenta, Pritidenta GmbH, Leinfelden-Echterdingen, Alemanha), o que permitiu a realização de uma fase de avaliação clínica virtual (Fig. 8.6).

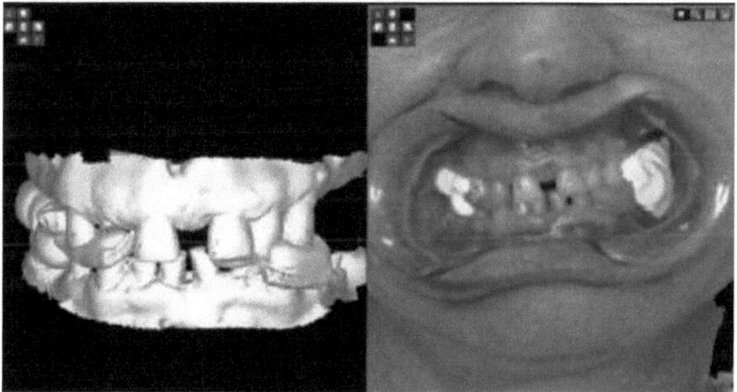

Fig. 8.4. Registo da situação intra-oral digital 3D com a digitalização facial do afastador de bochechas, utilizando as superfícies dos dentes labiais como referência fixa.

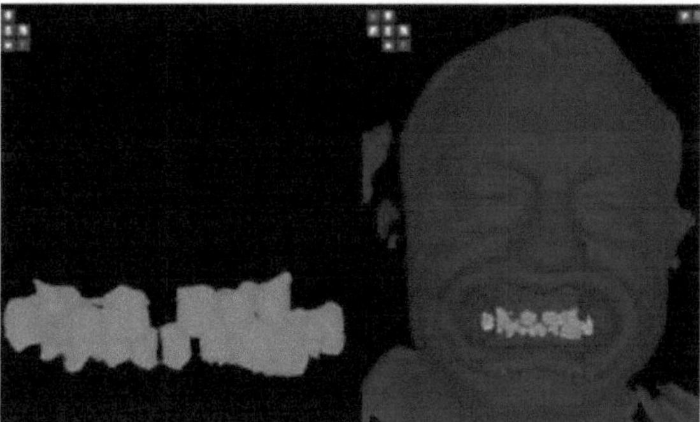

Fig. 8.5. A situação intra-oral digital 3D combinada (registada) com a digitalização facial.

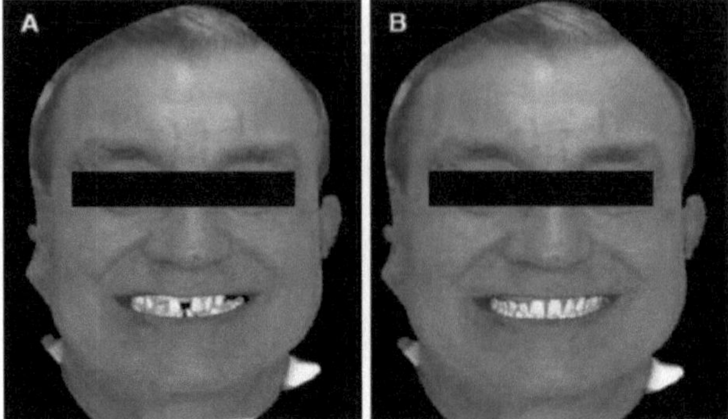

Fig. 8.6. (A) A digitalização intra-oral 3D pré-operatória sobreposta à digitalização facial da posição de sorriso, (B) A proposta de desenho da prótese imediata virtual sobreposta à digitalização facial da posição de sorriso.

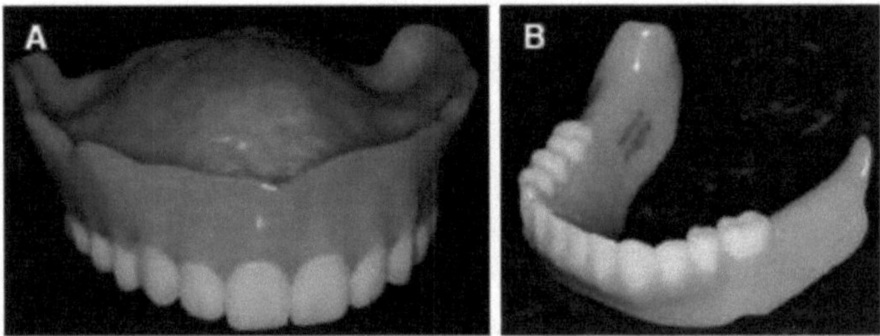

Fig. 8.7. (A) A prótese imediata superior polida e fresada, (B) A prótese imediata inferior polida e fresada

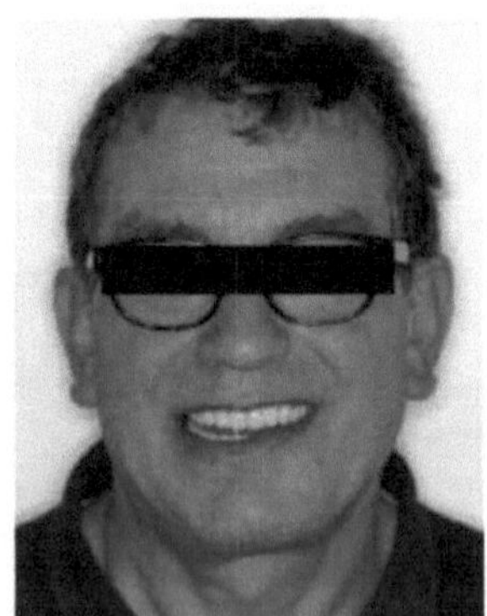

Fig. 8.8. A prótese imediata in-situ.

As próteses digitais foram submetidas a um procedimento de fresagem utilizando uma unidade de fresagem de 5 eixos (M7 CNC; Darton AG General). Em primeiro lugar, foi fresado um disco de gengiva de cor personalizada e, em seguida, uma resina líquida da cor do dente foi pressionada sobre o disco de gengiva, que já tinha os contornos cervicais no sítio. Os dentes foram então fresados depois de a resina ter endurecido. As próteses polidas completas foram então esterilizadas e embaladas, prontas para a colocação cirúrgica (Fig. 8.7). A dentição restante foi então extraída após a administração de anestesia local e as próteses imediatas foram colocadas intra-oralmente e verificadas quanto à retenção, estabilidade e oclusão (Fig. 8.8). Os pacientes foram instruídos a usar as próteses 24 horas durante o primeiro dia pós-operatório e foram fornecidas instruções de higiene das próteses.

Vantagens das próteses imediatas CAD/CAM[79]

- Uma configuração de dentes virtuais permite ajustes rápidos e contínuos do tamanho/posição dos dentes e a aplicação de modificações generalizadas ao esquema oclusal e às curvas de compensação da arcada dentária. Estes procedimentos exigiriam muito trabalho manual, tempo e custos num enceramento tradicional.
- Além disso, a configuração virtual é armazenada digitalmente e pode ser reutilizada perpetuamente para fabricar uma nova prótese, reduzindo assim o tempo e o custo do tratamento no caso de a prótese precisar de ser substituída.
- A integração da configuração dos dentes virtuais com o exame facial permite a inspeção imediata da prótese tendo em conta a estética facial. Da mesma forma, a posição e a morfologia dos dentes podem ser alteradas enquanto se visualiza o impacto na aparência facial do paciente.

Desvantagens das próteses imediatas CAD/CAM[79]

- O alinhamento dos modelos de gesso dentário e das digitalizações faciais depende da visibilidade das superfícies vestibulares dos dentes e dos materiais de registo da mordida como uma referência fixa comum.

- Observou-se neste estudo que o material de registo branco não é adequado para este fluxo de trabalho digital devido ao reflexo da luz do flash da lente da câmara que deteriora a visibilidade do registo da mordedura.[78]
- Adicionalmente, o alinhamento do sorriso neutro e as varreduras do retrator da bochecha dependem da estabilidade da testa como referência.

RESUMO E CONCLUSÃO

Não há dúvida de que o CAD/CAM continuará a desempenhar um papel cada vez mais importante como parte da prática dentária de rotina. É óbvio que a tecnologia oferece um meio mais simplificado e eficiente de planeamento do tratamento e de prestação de cuidados através da redução do tempo de consulta.

A melhoria da satisfação dos pacientes e a preferência declarada é também uma vantagem importante do CAD/CAM. Além disso, o facto de os dentistas em formação sentirem menos dificuldade em utilizar o CAD/CAM, referindo a sua vontade de o adotar após a licenciatura, em comparação com as técnicas convencionais e os clínicos experientes, indica que o fluxo de trabalho convencional atingiu, se não ultrapassou, o seu pico de utilização e acabará por ser eliminado num futuro próximo. No entanto, atualmente, a precisão e os resultados do tratamento das modalidades de tratamento CAD/CAM são inconsistentes e não suportam um desempenho superior ao das técnicas convencionais, mas sim um desempenho comparável.

A introdução de um método de teste normalizado para a digitalização intra-oral sem contacto ajudaria muito a comparar os resultados de vários estudos e a minimizar o conflito existente nas conclusões. Há ainda muito espaço para melhorias.

A utilização de bases de registos CAD/CAM para o fabrico de próteses completas torna possível tirar partido dos benefícios desta nova tecnologia, evitando alguns dos seus inconvenientes, ao mesmo tempo que se mantém o controlo dos detalhes importantes da prótese. A eliminação da contração da polimerização na base de registo, a minimização da contração da polimerização durante o processamento dos dentes para a base e a redução do erro nos registos oclusais resultam numa prótese completa que tem um ajuste íntimo à mucosa subjacente e erros oclusais mínimos.

A conceção e o fabrico assistidos por computador produzem próteses com maior congruência de tecidos do que o fabrico convencional de próteses. As próteses digitais AvaDent, as próteses Whole You Nexteeth e as próteses digitais Wieland têm uma precisão de ajuste da base da prótese significativamente mais elevada do que as próteses convencionais. Por conseguinte, é plausível que as próteses CAD/CAM apresentem uma melhor retenção clínica, bem como uma frequência reduzida de úlceras traumáticas relacionadas com a prótese. O desenho digital e o processamento automático são capazes de compensar algumas fontes de falha relacionadas com o processamento manual. No entanto, o ajuste meticuloso e o profundo conhecimento protético continuam a ser insubstituíveis para uma reabilitação protética bem sucedida.

Desde o fabrico das primeiras próteses removíveis modernas utilizando PMMA, não foram introduzidas alterações significativas nas técnicas de fabrico até à entrada em cena das técnicas CAD/CAM na década de 1990. As inovações e os desenvolvimentos actuais na tecnologia dentária permitem o fabrico de próteses removíveis utilizando tecnologias CAD/CAM do início ao fim, diminuindo assim o tempo de cadeira e de trabalho para os pacientes e dentistas e proporcionando resultados funcionais e estéticos superiores ou satisfatórios. O desenvolvimento de um simulador facial digital utilizando técnicas de imagiologia com doses efectivas de radiação mais baixas num futuro próximo será outro marco para o fabrico de próteses removíveis com registo digital de OVD e transferência de MMR antes da finalização com CAM.

REFERÊNCIAS

1. "The glossary of prosthodontic terms," The Journal of Prosthetic Dentistry, vol. 94, no. 1, pp. 10-92, 2005.
2. Polzer I, Schimmel M, Müller F, et al. Edentulismo como parte dos problemas gerais de saúde dos adultos idosos. Int Dental J 2010;60:143-55.
3. Paulino MR, Alves LR, Gurgel BCV, et al. Técnicas simplificadas versus técnicas tradicionais para o fabrico de próteses completas: uma revisão sistemática. J Prosthet Dent 2015;113:12-6.
4. Walls AWG, Steele JG. A relação entre saúde oral e nutrição em pessoas idosas. Mech Ageing Dev 2004;125:853-7.
5. Sun Y, Lü P, Wang Y. Estudo sobre CAD&RP para prótese completa amovível. Comput Methods Programs Biomed 2009;93:266-72.
6. Carlsson GE, Omar R. O futuro das próteses completas na reabilitação oral. Uma revisão crítica. J Oral Rehabil 2010;37:143-56.
7. Douglass CW, Shih A, Ostry L. Haverá necessidade de próteses completas nos Estados Unidos em 2020? J Prosthet Dent 2002;87:5-8.
8. Alfadda SA. A relação entre vários parâmetros de qualidade da prótese total e a satisfação dos pacientes. J Am Dental Assoc 2014;145:941-8.
9. Murray MD, Darvell BW. A evolução da base da dentadura completa. Teorias da retenção de próteses completas - uma revisão. Parte 1. Aust Dent J 1993; 38: 216-219.
10. Zarb GA, Bolender CL. Tratamento protético para pacientes edêntulos. 12ª ed. St. Louis: Mosby; 2004. p. 190-207.
11. Atkinson HF, Grant AA. Uma investigação sobre o movimento dentário durante o empacotamento e polimerização de materiais de base de dentadura de resina acrílica. Aust Dent J 1962;7:101- 8.
12. Grant AA. Efeito do procedimento de revestimento no movimento dentário. J Prosthet Dent 1962;12:1053-8.
13. Zarb GA, Bolender CL, Carlsson GE, Boucher CO. Tratamento protético de Boucher para pacientes edêntulos. 13ª ed. St. Louis: MosbyZElsevier; 2013. p.41542.
14. Carlsson GE. Revisão crítica de alguns dogmas em prótese dentária. J Prosthodont Res 2009;53:3-10.
15. Kawai Y, Matsumaru Y, Kanno K, Kawase M, Shu K, Izawa T, et al. A utilização de classificações de satisfação de próteses existentes para um teste de diagnóstico para indicar o prognóstico com próteses completas recém-entregues. J Prosthodont Res 2009;53:176-9.
16. Suzuki K, Shiina N, Hosoi T, Okikura Y, Hanji Y. Um estudo sobre o número de ajustes de próteses em utilizadores de próteses completas - relação com a estabilidade do ponto de batimento. Jpn Prosthodont Soc 2001;45:106-16.
17. Petropoulos VC, Rashedi B. Conceitos e técnicas actuais em procedimentos de moldagem final de próteses completas. J Prosthodont 2003;12:280-7.

18. Zarb GA, Bolender CL, Carlsson GE, Boucher CO. Tratamento protético de Boucher para pacientes edêntulos. 13ª ed. St. Louis: MosbyZElsevier; 2013. p. 171-8.
19. Bilgin MS, ErdemA, Aglarci OS, Dilber E. Fabrico de próteses completas com tecnologias CAD/CAM e RP. J Prosthodont. 2015;24:576-9.
20. Dankwort CW, Weidlich R, Guenther B, Blaurock JE. Formação em CAx dos engenheiros - não é só CAD. Computer-Aided Design 2004;36:1439-50.
21. O glossário de termos de prótese dentária. J Prosthet Dent 2005;94:20-1.
22. A utilização de CAD/CAM em medicina dentária. Davidowitz, Gary et al. Dental Clinics, Volume 55, Edição 3, 559 - 570
23. O que é CAD/CAM? Internet. Harvard University Graduate School of Design.
24. História do software CAD. Internet. CADAZZ. com. 2004.
25. Marchack CB. The use of CAD CAM fabrication technology. capítulo em Implant dentistry DVD-ROM v.1.0.07.378, Loma Linda University School of Dentistry, 2007.
26. Mormann WH. A origem do método Cerec: uma revisão pessoal dos primeiros 5 anos. Int J Comput Dent 2004;7:11-24.
27. Mormann WH. A evolução do sistema CEREC. J Am Dent Assoc 2006;137suppl:7S-13S.
28. Beuer F, Schweiger J, Edelhoff D. Medicina dentária digital: Uma visão geral dos desenvolvimentos recentes para restaurações geradas por CAD/CAM. Br Dent J 2008;204:505-11.
29. Kanazawa M, Inokoshi M, Minakuchi S, Ohbayashi N. Ensaio de um sistema CAD/CAM para o fabrico de próteses completas. Dent Mater J 2011;30:93-6.
30. Inokoshi M, Kanazawa M, Minakuchi S. Avaliação de um método de prova de prótese completa aplicando prototipagem rápida. Dent Mater J 2012;31:40-6.
31. Kawahata N, Ono H, Nishi Y, Hamano T, Nagaoka E. Ensaio do procedimento de duplicação para próteses completas por CAD/CAM. J Oral Rehabil 1997;24:540-8.
32. Maeda Y, Minoura M, Tsutsumi S, Okada M, Nokubi T. Um sistema CAD/CAM para prótese removível. Parte I: Fabrico de próteses completas. Int J Prosthodont 1994;7:17-21.
33. Sun Y, Lü P, Wang Y. Estudo sobre CAD e RP para prótese completa amovível. Comput Methods Programs Biomed 2009;93:266-72.
34. Abduo J, Lyons K, Bennamoun M. Tendências no fabrico assistido por computador em prótese dentária: Uma revisão dos fluxos disponíveis. Int J Dent 2014;2014:783948.
35. Rekow ED, Erdman AG, Riley DR, Klamecki B. CAD/CAM para restaurações dentárias - Alguns dos desafios curiosos. IEEE Trans Biomed Eng 1991;38:314-8.
36. Kattadiyil MT, Goodacre CJ, Baba NZ. Próteses completas CAD/CAM: Uma revisão de dois sistemas de fabrico comerciais. J Calif Dent Assoc 2013;41:407-16.
37. Sirirungrojying S, Srisintorn S, Akkayanont P. Psychometric profiles of temporomandibular disorder patients in southern Thailand. J Oral Rehabil 1998;25:541-4.

38. Sülün T, Akkayan B, Duc JM, Rammelsberg P, Tuncer N, Gernet W. Morfologia do côndilo axial e ângulo condilar horizontal em pacientes com desarranjo interno em comparação com voluntários assintomáticos. Cranio 2001;19:237-45.
39. P. A. Webb, "A review of rapid prototyping (RP) techniques in the medical and biomedical sector," Journal of Medical Engineering and Technology, vol. 24, no. 4, pp. 149-153, 2000.
40. S. H. Choi e A. M. M. Chan, "A virtual prototyping system for rapid product development," Computer Aided Design, vol. 36, no. 5, pp. 401-412, 2004.
41. S. H. Choi e H. H. Cheung, "A multi-material virtual prototyping system," Computer Aided Design, vol. 37, no. 1, pp. 123-136, 2005.
42. Y. P. Kathuria, "Microstructuring by selective laser sintering of metallic powder", Surface and Coatings Technology, vol. 116-119, pp. 643-647, 1999.
43. M. W. Khaing, J. Y. H. Fuh, e L. Lu, "Diret metal laser sintering for rapid tooling: processing and characterisation of EOS parts," Journal of Materials Processing Technology, vol. 113, no. 1-3, pp. 269-272, 2001.
44. M. Salmi, K. S. Paloheimo, J. Tuomi et al., "A digital process for additive manufacturing of occlusal splints: a clinical pilot study," Journal of the Royal Society, Interface/the Royal Society, vol. 10, no. 84, pp. 1-6, 2013.
45. C. C. Chang, M. Y. Lee, e S. H. Wang, "Digital denture manufacturing-an integrated technologies of abrasive computer tomography, CNC machining and rapid prototyping," International Journal of Advanced Manufacturing Technology, vol. 31, n.º 1-2, pp. 41-49, 2006.
46. Y. Bi, S.Wu, Y. Zhao, e S. Bai, "Um novo método para fabricar próteses orbitais com um molde negativo CAD/CAM, "The Journal of Prosthetic Dentistry, vol. 110, no. 5, pp. 399-408, 2013.
47. G.A.Mandelaris e A. L. Rosenfeld, "Uma nova abordagem à técnica de enxerto ósseo do seio antral: a utilização de um protótipo de guia de corte para um contorno preciso da parede lateral. Um relatório de caso", International Journal of Periodontics and Restorative Dentistry, vol. 28, n.º 6, pp. 569-575, 2008.
48. N. R. F. A. Silva, L. Witek, P. G. Coelho, V. P. Thompson, E.D. Rekow, e J. Smay, "Additive CAD/CAM process for dental prostheses," Journal of Prosthodontics, vol. 20, no. 2, pp. 93-96, 2011.
49. J. Ebert, E. " Ozkol, A. Zeichner et al., "Diret inkjet printing of dental prostheses made of zirconia," Journal of Dental Research, vol. 88, no. 7, pp. 673-676, 2009.
50. A. " Ortorp, D. Eonsson, A. Mouhsen, e P. Vult von Steyern, "The fit of cobaltchromium three-unit fixed dental prostheses fabricated with four different techniques: a comparative in vitro study," Dental Materials, vol. 27, no. 4, pp. 356363, 2011.
51. Baba NZ, Goodacre CJ, Kattadiyil MT. Prótese removível CAD/CAM. Em: Masri R, Driscoll CF, eds. Clinical Applications of Digital Technology (Aplicações Clínicas da Tecnologia Digital). Ames, IA: Wiley; 2015:107 -138.
52. Williams, R., Eggbeer, D., e Bibb, R. CAD/CAM no fabrico de estruturas de próteses

parciais removíveis: um método virtual de levantamento de moldes dentários digitalizados tridimensionalmente. Quintessence J. Dent. Technol., 2004, 2, 242267.

53. Eggbeer, D., Williams, R., e Bibb, R. Um método digital de conceção e fabrico de padrões de sacrifício para estruturas metálicas de próteses parciais removíveis. *Quintessence J. Dent. Technol.,* 2004,2, 490-499.

54. Eggbeer, D., Bibb, R., e Williams, R. A conceção assistida por computador e o fabrico de protótipos rápidos de estruturas de próteses parciais amovíveis. *Proc. IMechE, Parte H: J. Engineering in Medicine,* 2005, 219, 195-202.

55. Bibb RJ, Eggbeer D, Williams RJ, Woodward A. Prova de adaptação de uma estrutura de prótese parcial removível feita com recurso a técnicas de desenho assistido por computador e de prototipagem rápida. Proc Inst Mech Eng H 2006;220:793-7.

56. Bajunaid, Salwa Omar. "Uma primeira experiência com overdentures digitais completas". *The Saudi dental journal* vol. 28,3 (2016): 148-53.

57. Christensen GJ, Yancey W. Dental laboratory technology in crisis, part II: potential solutions to the challenges facing the industry. J Am Dent Assoc. 2005;136:783-786.

58. Christensen GJ, Yancey W. Dental laboratory technology in crisis: the challenges facing the industry. J Am Dent Assoc. 2005;136: 653-655.

59. Hill EE, Breeding LC. Quem está a ensinar prótese dentária de graduação nas escolas de medicina dentária dos EUA, 2007? J Prosthodont. 2009;18: 195-198

60. Reece GP, Lemon JC, Jacob RF, et al: Reconstrução total do terço médio da face após ressecção radical de um tumor: relato de um caso e visão geral do problema. Ann Plast Surg 1996;36:551- 557

61. Chalian VA, Drane JB, Standish SM: Maxillofacial Prosthetics; Multidisciplinary Practice. Baltimore, MD, Williams and Wilkins Co, 1972, pp 108-120

62. Habal MB, Davilla E: Reabilitação facial através da aplicação de implantes craniofaciais osseointegrados. J Craniofac Surg 1998;9:388-393

63. Tanaka Y, Gold HO, Pruzansky S: Nova técnica de moldagem facial em prótese maxilofacial. Maxillofacial Prosthet 1979;2:11-14

64. Vannier MW, Pilgram TK, Bhatia G, et al: Quantitative three-dimensional assessment of face-lift with an optical facial surface scanner. Ann Plast Surg 1993;30:204-211

65. Bush K, Antonyshyn O: Antropometria facial tridimensional utilizando um scanner de superfície a laser: validação da técnica. Plast Reconstr Surg 1996;98:226-235

66. McCance AM, Moss JP, Fright WR, et al: Técnicas de análise tridimensional - Parte 2: Digitalização a laser: uma análise tridimensional quantitativa dos tecidos moles utilizando um sistema de codificação por cores. Cleft Palate Craniofac J 1997;34:46-51

67. Chen LH, Tsutsumi S, Iizuka T: Uma técnica CAD/CAM para o fabrico de próteses faciais: um relatório preliminar. Int J Prosthodont 1997;10:467-472

68. Toth BA, Ellis DS, Stewart WB: Próteses concebidas por computador para a reconstrução orbitocraniana. Plast Reconstr Surg 1988;81:315-324

69. Russell MM, Andersson M, Dahlmo K, et al: Um novo método assistido por computador para o fabrico de coroas e próteses parciais fixas. Quintessence Int 1995;26:757- 763

70. Duret F, Blouin JL, Duret B: CAD-CAM em medicina dentária. J Am Dent Assoc 1988;117:715-720

71. Willer J, Rossbach A, Weber HP: Fresagem assistida por computador de restaurações dentárias utilizando um novo sistema de aquisição de dados CAD/CAM. J Prosthet Dent 1998;80:346-353

72. Tsuji M, Noguchi N, Ihara K, et al: Aplicação de um sistema de medição morfológica tridimensional a laser sem contacto e de uma máquina de fresagem à produção de próteses maxilofaciais - Simplificação da moldagem e do enceramento. Jpn J Oral Maxillofac Surg 2000;46:169-171

73. Katz A, Gold HO: Técnica de moldagem a olho aberto para próteses orbitais. J Prosthet Dent 1976;36:88-94

74. Ferrario VF, Sforza C, Poggio CE, et al: Distância da simetria: Uma avaliação tridimensional da assimetria facial. J Oral Maxillofac Surg 1994;52:1126-1132

75. Ras F, Habets LL, van Ginkel FC, et al: Avaliação tridimensional da assimetria facial na fenda labial e palatina. Cleft Palate Craniofac J 1994;31:116-121

76. Shor A, Shor K, Goto Y. Reabilitação de dentição com falhas com próteses dentárias imediatas: técnica para um resultado estético e funcional previsível. Compend Contin Educ Dent 2006;27:168-76.

77. Bouma LO, Mansueto MA, Koeppen RG. Uma técnica não tradicional para obter uma estética óptima para uma prótese imediata: um relatório clínico. J Prosthodont 2001;10:97-101.

78. Spyropoulou PE, Razzoog ME, Duff RE, Chronaios D, Saglik B, Tarrazzi DE. Sobredentadura de barra suportada por implante maxilar e prótese fixa suportada por implante mandibular utilizando tecnologia CAD/CAM e software de desenho 3-D: um relatório clínico. J Prosthet Dent 2011;105:356-62...

79. Hassan B, Greven M, Wismeijer D. Integrar a digitalização facial 3D num fluxo de trabalho digital para conceber e fabricar próteses completas CAD/CAM para reabilitação imediata da boca total. J Adv Prosthodont. 2017;9(5):381-386.

80. Goodacre BJ, Goodacre CJ, Baba NZ, Kattadiyil MT. Comparação da adaptação da base da prótese entre CAD/CAM e técnicas de fabrico convencionais. J Prosthet Dent. 2016; 107:34-36.

81. Srinivasan M, Cantin Y, Mehl A, Gjengedal H, Müller F, Schimmel M. Próteses completas amovíveis fresadas por CAD/CAM: uma avaliação in vitro da veracidade. Clin Oral Investig. 2017; 21(6):2007-2019.

82. Steinmassl O, Dumfahrt H, Grunert I, Steinmassl PA. CAD/CAM produz próteses com melhor ajuste. Investigações clínicas orais. 2018:1-7.

83. Kattadiyil MT, Jekki R, Goodacre CJ, Baba NZ. Comparação dos resultados do tratamento em fabrico de próteses dentárias removíveis completas digitais e convencionais num contexto de pré-doutoramento. J Prosthet Dent. 2015; 114:818-

825.

84. Saponaro PC, Yilmaz B, Johnston W, Heshmati RH, McGlumphy EA. Avaliação da experiência e satisfação do paciente com a prótese completa fabricada em CAD-CAM: um estudo retrospetivo. J Prosthet Dent. 2016; 116:524-528.

85. Goodacre BJ, Goodacre CJ, Baba NZ, Kattadiyil MT. Comparação do movimento dentário da prótese entre CAD-CAM e técnicas de fabrico convencionais. J Prosthet Dent. 2018; 119(1):108-115

86. Steinmassl PA, Wiedemair V, Huck C et al. As próteses CAD/CAM libertam realmente menos monómero do que as próteses convencionais? Clin Oral Investig. 2017; 21(5): 16971705.

87. Srinivasan M, Gjengedal H, Cattani-Lorente M, Moussa M, Durual S, Schimmel M, Müller F. Próteses dentárias removíveis completas fresadas em CAD/CAM: Uma avaliação in vitro da biocompatibilidade, propriedades mecânicas e rugosidade da superfície. Revista de materiais dentários. 2018:2017-7.

88. Goodacre CJ, Garbacea A, Naylor WP, Daher T, Marchack CB, Lowry F. Próteses completas fabricadas em CAD/CAM: conceitos e métodos clínicos de obtenção dos dados morfológicos necessários. J Prosthet Dent. 2012;107(1):34-46.

89. Baba NZ. Materiais e processos para o fabrico de próteses completas CAD/CAM. Curr OraHealth Rep. 2016;3(3):203-208.

90. AlHelal A. Comparação da Retenção entre Bases de Dentadura Fresadas e Convencionais: Um estudo clínico [tese]. Loma Linda, CA: Universidade de Loma Linda; 2016.

91. AlRumaih HS. O Efeito do Adesivo de Dentadura na Retenção de Bases de Dentadura Digitais e Convencionais: Um estudo clínico [tese]. Loma Linda, CA: Universidade de Loma Linda; 2016.

92. Bidra AS, Taylor TD, Agar JR. Tecnologia assistida por computador para o fabrico de próteses completas: revisão sistemática dos antecedentes históricos, situação atual e perspectivas futuras. J Prosthet Dent. 2013;109(6):361-366.

93. Bidra AS, Farrell K, Burnham D, Dhingra A, Taylor TD, Kuo CL. Estudo piloto de coorte prospetivo de próteses completas monolíticas CAD/CAM de 2 visitas e overdentures retidas por implantes: resultados clínicos e centrados no paciente. J Prosthet Dent. 2016;115(5):578-586.

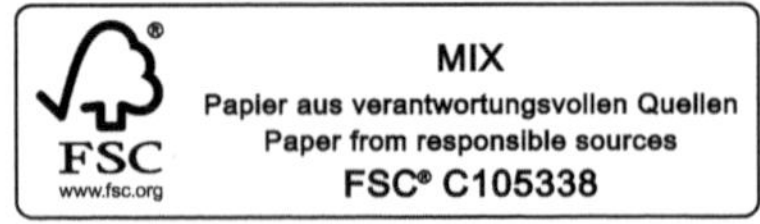

Printed by Books on Demand GmbH, Norderstedt / Germany